Komorbidität Psychose und Sucht

Mit freundlicher Empfehlung

 Bristol-Myers Squibb   Otsuka Pharma GmbH

E. GOUZOULIS-MAYFRANK

Komorbidität Psychose und Sucht

Von den Grundlagen zur Praxis

mit Manual für psychoedukatives Training

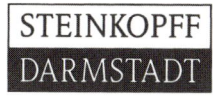
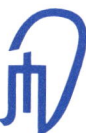

Univ.-Prof. Dr. EUPHROSYNE GOUZOULIS-MAYFRANK
Klinik für Psychiatrie und Psychotherapie
der Universität zu Köln
Joseph-Stelzmann-Straße 9
50924 Köln

ISBN 3-7985-1376-7 Steinkopff Verlag Darmstadt

Bibliografische Information Der Deutschen Bibliothek
Die Deutsche Bibliothek verzeichnet diese Publikation in der Deutschen Nationalbibliografie; detaillierte bibliografische Daten sind im Internet über <http://dnb.ddb.de> abrufbar.

Dieses Werk ist urheberrechtlich geschützt. Die dadurch begründeten Rechte, insbesondere die der Übersetzung, des Nachdrucks, des Vortrags, der Entnahme von Abbildungen und Tabellen, der Funksendung, der Mikroverfilmung oder der Vervielfältigung auf anderen Wegen und der Speicherung in Datenverarbeitungsanlagen, bleiben, auch bei nur auszugsweiser Verwertung, vorbehalten. Eine Vervielfältigung dieses Werkes oder von Teilen dieses Werkes ist auch im Einzelfall nur in den Grenzen der gesetzlichen Bestimmungen des Urheberrechtsgesetzes der Bundesrepublik Deutschland vom 9. September 1965 in der jeweils geltenden Fassung zulässig. Sie ist grundsätzlich vergütungspflichtig. Zuwiderhandlungen unterliegen den Strafbestimmungen des Urheberrechtsgesetzes.

Steinkopff Verlag Darmstadt
ein Unternehmen der Springer Science+Business Media GmbH

http://www.steinkopff.springer.de

© Steinkopff Verlag Darmstadt 2003
Printed in Germany

Die Wiedergabe von Gebrauchsnamen, Handelsnamen, Warenbezeichnungen usw. in diesem Werk berechtigt auch ohne besondere Kennzeichnung nicht zu der Annahme, dass solche Namen im Sinne der Warenzeichen- und Markenschutz-Gesetzgebung als frei zu betrachten wären und daher von jedermann benutzt werden dürften.

Produkthaftung: Für Angaben über Dosierungsanweisungen und Applikationsformen kann vom Verlag keine Gewähr übernommen werden. Derartige Angaben müssen vom jeweiligen Anwender im Einzelfall anhand anderer Literaturstellen auf ihre Richtigkeit überprüft werden.

Umschlaggestaltung: Erich Kirchner, Heidelberg
Redaktion: Dr. Maria Magdalene Nabbe   Herstellung: Klemens Schwind
Satz: K+V Fotosatz GmbH, Beerfelden
Druck und Bindung: Druckhaus Beltz, Hemsbach

SPIN 10901229   80/7231-5 4 3 2 1 0 – Gedruckt auf säurefreiem Papier

Vorwort

Dem Thema der psychiatrischen *Komorbidität* oder *Doppeldiagnosen* kann man sich über verschiedene Wege nähern. Mein persönlicher Weg war zweigleisig: Meine Perspektive ist in erster Linie diejenige einer klinisch tätigen Psychiaterin und Psychotherapeutin, deren Schwerpunkt auf der Behandlung schizophrener Patienten liegt. Darüber hinaus war ich durch langjährige Forschungsarbeiten über halluzinogeninduzierte experimentelle Psychosen dafür sensibilisiert bzw. prädestiniert, mich auch im klinischen Kontext mit den Auswirkungen des Drogenkonsums bei psychotischen Patienten zu beschäftigen. An dieser Stelle möchte ich erläutern, dass das vorliegende Buch in erster Linie *aus der klinischen Perspektive* bzw. aus einer drängenden klinischen Notwendigkeit heraus entstand und nicht primär aus einen wissenschaftlichem Interesse oder gar einem konkreten Forschungsprojekt.

Patienten mit der Doppeldiagnose Psychose und Sucht (DD-Patienten) sind längst keine Randgruppe mehr in unserem Versorgungssystem. Mehr als die Hälfte aller stationären Patienten mit Psychosen aus dem schizophrenen Formenkreis weisen zumindest einen Substanzmissbrauch auf, wobei Alkohol und Cannabis an erster Stelle stehen. DD-Patienten sind somit eine große Kerngruppe innerhalb der schizophrenen Patienten, mit überwiegend schlechter Compliance und ungünstigem Verlauf der Psychose, mit häufigen Rezidiven und stationären Aufnahmen. Sie verlangen ein hohes Maß an therapeutischer Zuwendung, gleichzeitig frustrieren und „verschleißen" aber diese Patienten gerade durch die Non-Compliance und die überwiegend fehlende Abstinenzmotivation ihre Behandler. Die Gefahr ist, dass sie von therapeutischer Seite „aufgegeben" werden und in der Folge erst recht Fälle einer „Drehtürpsychiatrie" werden.

Die allgemeine Frustration und Ratlosigkeit der Therapeuten im Umgang mit DD-Patienten könnten aber auch damit zusammenhängen, dass bisher zumindest im deutschsprachigen Raum keine allgemein zugänglichen konkreten Behandlungsrichtlinien existierten. Im Sinne einer effizienten Behandlung der DD-Patienten ist es erforderlich, Ansätze aus psychiatrischer Krankenversorgung und Suchttherapie zu integrieren und aufeinander abzustimmen. Diese Integration ist ein Spagat und sie ist alles andere als einfach. Die vielen konkreten Umsetzungsprobleme im klinischen Alltag tragen zweifelsohne zur Ratlosigkeit und zum therapeutischen Nihilismus bei. Dieses Buch hat das Ziel, gerade diese Lücke zu schließen und in erster Linie den Klinikern, die tagtäglich mit den schwierigen DD-Patienten zu tun haben, *konkrete* Richtlinien für die praktisch-klinische Arbeit in die Hand zu geben.

Nach zusammenfassender Darstellung der Grundlagen der Komorbidität werden die Bedingungen und einzelnen Elemente einer sinnvollen integrierten Behandlung von DD-Patienten erläutert. Es werden internationale Studien zur Effektivität langfristiger, überwiegend ambulanter integrierter Behandlungskonzepte referiert, die auf lange Sicht eine deutliche Besserung der Compliance und der sozialen Anpassung und die Reduktion des Konsums belegen. Diese Ergebnisse lassen einerseits den verbreiteten therapeutischen Nihilismus ungerechtfertigt erscheinen, auf der anderen Seite unterstreichen sie aber die Notwendigkeit realistischer Zielsetzungen im Sinne eines „harm reduction"-Ansatzes, um Überforderungen von Patienten *und* Therapeuten und Therapieabbrüche zu vermeiden. Im Weiteren wird das am Universitätsklinikum Aachen entwickelte integrative Behandlungsprogramm detailliert dargestellt. Hierbei war es mir wichtig, auf Details der Umsetzung im klinischen Alltag wie z.B. Behandlungsverträge, Umgang mit Konsum im klinischen und ambulanten Setting, Drogenscreening u.ä. einzugehen und somit das beschriebene Behandlungskonzept praktisch greifbar zu machen. Schließlich enthält das Buch ein eigens für DD-Patienten entwickeltes Psychoedukatives Training (PTDD) mit Manual und Materialien sowie einen übersichtlichen, zum Nachschlagen geeigneten Tabellenteil mit den Wirkungen und Komplikationen der wichtigsten Suchtstoffe.

An dieser Stelle möchte ich mich bei allen bedanken, die an der Entwicklung und Durchführung des Behandlungsprogramms für DD-Patienten am Universitätsklinikum Aachen beteiligt waren. Ohne die Bereitschaft der Teams der Schwerpunktstation F und der Institutsambulanz, eingeschliffene, zur Gewohnheit gewordene teaminterne „Standards" kritisch zu reflektieren und in Frage zu stellen, wären dieses Behandlungskonzept und das vorliegende Buch nie entstanden. Das starke Engagement beider Teams für die Patienten, ihre hohe Professionalität und ihre Offenheit für Neues haben unsere gemeinsame Arbeit außerordentlich befruchtet. Insbesondere möchte ich Frau Dipl.-Psych. Menze, Frau Dr. med. Frinke, Frau Dipl.-Sozialarb. Ebert, Frau Dipl.-Sozialarb. Wohlhüter sowie Frau Sutor und Herrn Maier danken. Schließlich möchte ich meinem früheren langjährigen Chef, Herrn Professor Saß, danken, dass er mich ermuntert hat, dieses Buch zu schreiben.

Die klinische Erfahrung und die nationalen und internationalen Daten zur Prävalenz der Komorbidität Psychose und Sucht machen klar, dass sich kein psychiatrisches Krankenhaus und keine Ambulanz mehr aussuchen kann, *ob* sie DD-Patienten selbst behandeln oder weiter vermitteln. Es geht also lediglich darum, *wie* diese große Kerngruppe behandelt wird. Ich hoffe sehr, dass das vorliegende Buch sein Ziel erreicht, nämlich eine Hilfe für Psychiater, Psychologen und therapeutisch tätiges Personal im Umgang mit DD-Patienten zu sein und zu einer effizienteren Behandlung dieser Patientengruppe beizutragen.

Köln, im Mai 2003   EUPHROSYNE GOUZOULIS-MAYFRANK

Inhaltsverzeichnis

| **1** | **Prävalenz** | 1 |

| **2** | **Erklärungsmodelle** | 5 |

2.1 Modell der sekundären Suchtentwicklung 5
2.2 Modell der Psychoseinduktion 9
2.3 Modell der gemeinsamen ätiologischen
 Faktoren 11
2.4 Versuch einer Integration 14

| **3** | **Verlauf** | 17 |

| **4** | **Therapie** | 21 |

4.1 Allgemeine Therapieprinzipien 21
4.1.1 Sequenziell, parallel oder integriert? 22
4.1.2 Wie lang? Wie intensiv? Welches Setting? 23
4.1.3 Abstinenzfordernd oder abstinenzorientiert? 24
4.1.4 Multiprofessionelle aufsuchende Arbeit,
 Soziotherapie 25
4.1.5 Für welche Patienten? 26
4.2 Elemente der integrierten Behandlung 27
4.2.1 Pharmakotherapie 28
4.2.2 Stärkung der Abstinenzmotivation,
 stadiengerechte Interventionen 33
4.2.3 Psychoedukation 38
4.2.4 Verhaltenstherapeutische Ansätze 40
4.2.5 Familieninterventionen 42
4.2.6 Selbsthilfegruppen 44
4.3 Effektivität der integrierten Behandlung 45

5 Behandlungskonzept in einer Universitätsklinik ... 49

5.1 Entstehung des Behandlungskonzeptes 49
5.2 Stationäre Behandlung 50
5.3 Ambulante Behandlung 55

6 Psychoedukatives Training für Patienten mit der Doppeldiagnose Psychose und Sucht (PTDD) 59

6.1 Allgemeine Prinzipien 59
6.2 Manual 61
6.2.1 Erste Sitzung: Einführung 61
6.2.2 Zweite Sitzung: Dämpfende Substanzen (Alkohol und Beruhigungsmittel) 67
6.2.3 Dritte Sitzung: Cannabis 73
6.2.4 Vierte Sitzung: Antriebsteigernde und bewusstseinsverändernde Substanzen (Amphetamine, Kokain, Ecstasy, Halluzinogene) . 81
6.2.5 Fünfte Sitzung: Feedback durch Gruppenteilnehmer – Diskussion einzelner Punkte nach Wunsch der Teilnehmer 88
6.3 Handouts 89

ANHANG: Synopsis Suchtstoffe 97

A.I Neurobiologische und psychotrope Akutwirkungen, Abhängigkeitspotenzial, Entzugssymptome 97
A.II Psychiatrische Komplikationen 102
A.III Allgemeinmedizinische/neurologische Komplikationen 112
A.IV Weiterführende Literatur 114

Literaturverzeichnis 117

Sachverzeichnis 131

1 Prävalenz

Suchterkrankungen stellen durch ihre Häufigkeit und ihre medizinischen und sozialen Komplikationen ein gesundheitspolitisches Problem erster Ordnung dar. Die größte epidemiologische Studie des amerikanischen National Institute of Mental Health (NIMH) „epidemiologic catchment area study" (ECA) (Regier et al. 1990) mit einer Stichprobe von über 20 000 Personen ergab Lifetimeprävalenzen in der Allgemeinbevölkerung von 13,5% für Alkoholmissbrauch/-abhängigkeit und 6,1% für Missbrauch/Abhängigkeit von einer anderen Substanz. Die Lifetimeprävalenz von schizophrenen Psychosen in der Allgemeinbevölkerung liegt bei 1–1,5%. Somit dürfen die Schizophrenien auch als relativ häufige Erkrankungen betrachtet werden (Regier et al. 1990). Dennoch ist das Zusammentreffen von Psychose *und* Sucht bei demselben Individuum als eindeutig überzufällig zu bewerten: Die ECA-Studie ergab unter schizophrenen Patienten eine Lifetimeprävalenz von 47% für Missbrauch/Abhängigkeit, darunter 33,7% für Alkoholmissbrauch/-abhängigkeit und 27,5% für Missbrauch/Abhängigkeit von einer anderen Substanz (Regier et al. 1990). Unter Patienten mit den Diagnosen Missbrauch/Abhängigkeit ist die Lifetimeprävalenz für eine schizophrene Psychose ebenfalls deutlich erhöht im Vergleich zur Allgemeinbevölkerung: Bei Patienten mit Alkoholmissbrauch/-abhängigkeit lag sie in der ECA-Studie bei 3,8%, und bei Patienten mit Missbrauch/Abhängigkeit von einer anderen Substanz bei 6,8% (Regier et al. 1990).

Zunächst muss man sich natürlich fragen: Ist diese hohe Komorbidität von schizophrenen Psychosen mit Suchterkrankungen in irgendeiner Weise spezifisch für die Schizophrenien? Oder haben nicht vielmehr Menschen mit den verschiedensten psychischen Störungen ein höheres Risiko ein Suchtverhalten zu entwickeln? Eine hohe Komorbidität mit Suchterkrankungen findet man zweifelsohne auch bei Patienten mit anderen psychiatrischen Erkrankungen, wie z. B. affektive und Angststörungen. Im Vergleich zu der Schizophrenie sind jedoch die Komorbiditätsraten bei den meisten anderen psychischen Störungen geringer: Die ECA-Studie ergab z. B. unter Patienten mit einer „major depression" eine Lifetimeprävalenz von 27% und unter Angstpatienten eine Lifetimeprävalenz von 23,7% für Missbrauch/Abhängigkeit, während die Komorbiditätsrate unter schizophrenen Patienten bei 47% lag (Regier et al. 1990). Insgesamt wurden im Vergleich zu der Schizophrenie lediglich bei der bipolaren affektiven Störung und bei der antisozialen Persönlichkeitsstörung höhere Komorbiditätsraten mit Suchterkrankungen gefunden (jeweils 56,1% und 83,6%) (Regier et al. 1990).

Hierbei muss bedacht werden, dass die genannten Komorbiditätsraten Durchschnittswerten in unselektierten Stichproben entsprachen. In speziellen Settings, wie z.B. in psychiatrischen Kliniken, komplementären Einrichtungen oder Gefängnissen, liegen diese Werte wesentlich höher. Dementsprechend kamen Regier et al. (1990) zu dem Schluss, dass in diesen Settings Komorbidität *die Regel* und nicht die Ausnahme darstelle. Auch in anderen Studien aus den 80er und frühen 90er Jahren wurden bei stationär behandelten schizophrenen Patienten hohe Komorbiditätsraten mit Suchterkrankungen von bis zu 55%, vereinzelt sogar bis 70%, berichtet (Zusammenfassung in Miller et al. 1994). In aktuellen Übersichten der amerikanischen Literatur der letzten 10 Jahre (Chambers et al. 2001, Hubbard u. Martin 2001, Lee u. Meltzer 2001, Cantor-Graae et al. 2001) wurden die Lifetimeprävalenzen für Missbrauch oder Abhängigkeit unter schizophrenen Patienten mit bis zu 60% ermittelt. Eine Zusammenfassung dieser Daten findet sich in der Tabelle 1.

Bemerkenswert ist, dass bereits Patienten mit einer psychotischen *Erstepisode* eine hohe Komorbidität mit Substanzmissbrauch/-abhängigkeit von 23% bis 37% aufweisen (Hambrecht u. Häfner 1996, Cantwell et al. 1999, Addington u. Addington 2001, Sevy et al. 2001). In einer aktuellen umfangreichen Übersichtsarbeit folgerten Drake u. Mueser (2000), dass unter Patienten mit schizophrenen (und affektiven) Psychosen die Lifetimeprävalenzen für Missbrauch/Abhängigkeit ca. 50% und die Prävalenzen für *aktuellen* Missbrauch/Abhängigkeit (in den letzten 6 Monaten) 25–30% betragen.

Nach klinischem Eindruck scheint sich das Ausmaß des Komorbiditätsproblems während der letzten Jahre immer weiter zu verschärfen. Obwohl bislang große epidemiologische Studien an repräsentativen Stichpro-

Tabelle 1. Aktuelle Lifetimeprävalenzen für Substanzmissbrauch/-abhängigkeit unter Patienten mit Schizophrenie in Amerika (aus: Chambers et al. 2001)

Lifetimeprävalenz für Missbrauch/Abhängigkeit von	bei % von schizophrenen Patienten
■ Kokain	15–50
■ Amphetamin	2–25
■ Alkohol	20–60
■ Cannabis	12–42
■ Nikotin	70–90

ben aus den europäischen Ländern fehlen, dürfte die Situation in Europa bzgl. der Gesamtprävalenzzahlen inzwischen vergleichbar der Situation in Amerika sein. Allerdings gibt es durchaus Unterschiede bzgl. der Verbreitung des Konsums einzelner Substanzgruppen. Diese spiegeln am ehesten die Unterschiede in der Verfügbarkeit der verschiedenen illegalen Drogen in den verschiedenen Ländern wider. Aktuelle Studien aus Schweden, England und Frankreich ergaben Prävalenzraten für den Kokainmissbrauch unter schizophrenen Patienten von 0–8,7% (Cantor-Graae et al. 2001, Duke et al. 2001, Dervaux et al. 2001), im Vergleich zu 15–50% in amerikanischen Studien. Das Ausmaß des Amphetaminmissbrauchs ist in Europa ebenfalls geringer im Vergleich zu der Situation in den USA. Hingegen ist hier Cannabis insbesondere bei jüngeren Patienten die bei weitem am häufigsten missbräuchlich eingesetzte illegale Droge. In einer relativ großen englischen Studie mit 352 ambulanten, an Schizophrenie erkrankten Patienten wurde die Gesamtprävalenz des Drogenmissbrauchs bei den über 35-jährigen mit lediglich 9%, aber bei den unter 35-jährigen Patienten mit 57% ermittelt, wobei es sich hierbei überwiegend um einen Cannabismissbrauch handelte (Duke et al. 2001). Dieses Muster dürfte nach klinischem Eindruck und nach den vorliegenden Daten auch für Deutschland gelten (Lambert et al. 1997, Lammertink et al. 2001, Häfner et al. 2002, Löhrer et al. 2002). Neben dem jüngeren Alter sind bei schizophrenen Patienten auch männliches Geschlecht, niedrigeres Bildungsniveau und Ledigsein mit einer höheren Komorbidität mit Suchtstörungen assoziiert (z.B. Mueser et al. 1992, 2000, Dixon 1999, Cantor-Graae et al. 2001, Duke et al. 2001). Hierbei handelt es sich um dieselben soziodemographischen Merkmale, die auch in der Allgemeinpopulation die stärkste prädiktive Kraft für das Auftreten einer Suchtstörung haben.

In der Zusammenschau kann man davon ausgehen, dass unter schizophrenen Patienten der Alkoholismus mindestens 3-mal häufiger und eine weitere Suchtstörung mindestens 6-mal häufiger im Vergleich zu einer Durchschnittspopulation vorkommt (Chambers et al. 2001). Unter den illegalen Drogen steht Cannabis an erster Stelle, gefolgt von Stimulanzien und weniger häufig von Halluzinogenen. Zudem werden gelegentlich legale, verschriebene Substanzen, wie z.B. Benzodiazepine und Anticholinergika, aufgrund ihrer psychotropen Eigenschaften missbräuchlich eingesetzt. Diese Zahlen machen deutlich, dass die komorbiden Patienten keinesfalls mehr eine kleine Randgruppe darstellen. Vielmehr haben sie sich inzwischen zu einer großen Kerngruppe unter den schizophrenen Patienten entwickelt, um die sich unser Versorgungssystem kümmern *muss*.

Welche Faktoren könnten für die steigende Häufigkeit des Zusammentreffens von Psychosen und Sucht verantwortlich sein? Es ist durchaus denkbar, dass die tief greifenden Veränderungen in den Versorgungsstrukturen für psychisch Kranke mit erfolgreicher Deinstitutionalisierung und Bemühungen um eine möglichst umfassende, gemeindenahe soziale

Integration der Betroffenen neben ihren zweifelsohne positiven Auswirkungen gerade in diesem Bereich auch neue Gefahren mit sich bringen (Mueser et al. 1998). Durch die Deinstitutionalisierung und soziale Integration sind schizophrene Patienten eben stärker als in vergangenen Jahrzehnten sowohl den positiven als auch den negativen Einflüssen eines „normalen" sozialen Umfelds ausgesetzt. In einer Gesellschaft, in der zumindest Alkohol und Cannabis zum Alltag eines beträchtlichen Teils von Jugendlichen und jungen Erwachsenen gehören und dies zunehmend als „normal" angesehen und akzeptiert wird, werden auch vulnerable oder bereits psychisch erkrankte junge Menschen, die *in* dieser Gesellschaft verbleiben (und nicht über längere Zeiträume in geschützten Einrichtungen untergebracht werden), leichter als früher den Zugang zum Konsum von Alkohol und Drogen finden. Trotz der Plausibilität dieser Hypothese bleibt aber die Frage nach möglichen grundsätzlichen Erklärungen für die hohe Komorbidität zwischen Psychosen und Sucht offen. Dieser Frage wird im folgenden Kapitel nachgegangen.

2 Erklärungsmodelle

Grundsätzlich sind 3 Modelle zur Erklärung der hohen Komorbidität zwischen Psychosen und Suchterkrankungen denkbar. Nach dem ersten Modell wird durch die schizophrene Störung das Risiko für süchtiges Verhalten erhöht. Bei dem zweiten Modell ist die Kausalitätskette umgekehrt: Eine primäre Abhängigkeitsproblematik trägt zur Manifestation einer sekundären psychotischen Störung bei, oder sie vermag sogar die Psychose zu induzieren. Das dritte Modell sieht schließlich einen oder mehrere gemeinsame ätiologische Faktoren als prädisponierend sowohl für die Psychose als auch für die Suchtentwicklung an. Jedes der 3 Modelle kann wiederum mehrere Variationen bzw. Facetten aufweisen.

2.1 Modell der sekundären Suchtentwicklung

Nach diesem ersten Grundmodell wird angenommen, dass das Suchtverhalten eine Reaktion bzw. einen ungünstigen Copingversuch auf direkte Symptome oder Auswirkungen der schizophrenen Psychose darstellt. Zudem beeinflusst die schizophrene Psychose den Verlauf und die Prognose der Suchterkrankung. Diese sog. *Selbstmedikationshypothese* der Sucht bei psychotischen Patienten hat über lange Zeit die Vorstellungen zu den Grundlagen der Komorbidität dominiert (Khantzian 1985, 1997). Sie impliziert, dass bestimmte Substanzen mit ihrem besonderen psychotropen Profil bei bzw. gegen bestimmte Krankheitssymptome bzw. Beschwerden oder gegen Nebenwirkungen der neuroleptischen Medikation konsumiert werden. So dürfte man erwarten, dass Patienten, die unter Unruhe, Schlafstörungen, Anspannung, Ängsten und/oder eindeutigen Positivsymptomen der Schizophrenie (z. B. Halluzinationen) leiden, eher beruhigende, entspannende und dämpfende Substanzen, wie z. B. Alkohol, Benzodiazepine und Cannabis, konsumieren. Auf der anderen Seite dürften Patienten mit stärkeren Negativsymptomen, Langeweile, Anhedonie und Kontaktproblemen eher stimulierende, antriebsteigernde Drogen bevorzugen. Die Selbstmedikationshypothese wird schematisch in Abb. 1 dargestellt.

2 Erklärungsmodelle

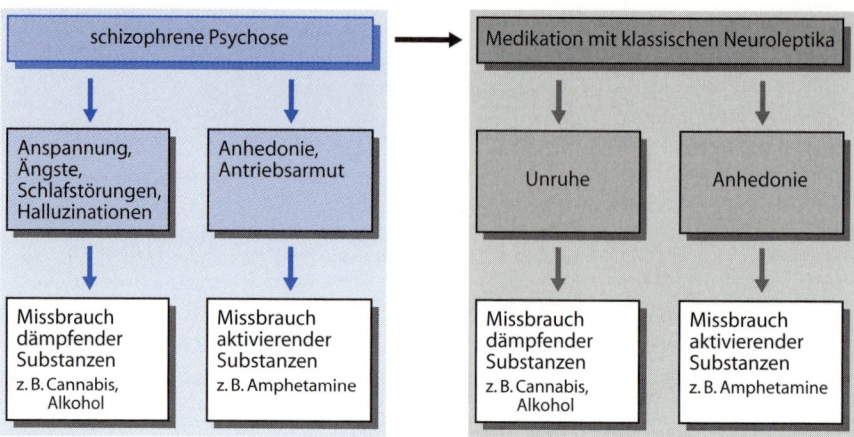

Abb. 1. Selbstmedikationshypothese der Sucht bei Patienten mit Psychose (mod. n. Khantzian 1985, 1987)

Bei den meisten neueren Untersuchungen konnte jedoch kein Zusammenhang zwischen bestimmten schizophrenietypischen Symptomen oder Beschwerden und der Bevorzugung einer Substanzgruppe eruiert werden (z.B. Addington u. Duchak 1997, Brunette et al. 1997). Obwohl vereinzelt eine Präferenz psychotischer Patienten für Substanzen mit psychotomimetischen Eigenschaften (Schneier u. Siris 1987, Mueser et al. 1990) und ein Zusammenhang zwischen der Ausprägung des neuroleptikainduzierten Parkinsonoids und dem globalen Ausmaß des Drogenkonsums berichtet wurde (Duke et al. 2001), scheinen die Konsummuster überwiegend mit der nach Ort und Zeit fluktuierenden Verfügbarkeit der Substanzen zusammenzuhängen (Mueser et al. 1992). Dies wurde in letzter Zeit vielfach als Indiz *gegen* die Gültigkeit der Selbstmedikationshypothese gewertet (Brunette et al. 1997, Lambert et al. 1997, Cantor-Graae et al. 2001, Chambers et al. 2001). Zudem wurde bei schizophrenen Patienten ein Zusammenhang zwischen globalem Ausmaß des Substanzmissbrauchs und bestimmten Persönlichkeitsmerkmalen wie hoher Impulsivität und „*sensation seeking*" beschrieben (Dervaux et al. 2001). Da der gleiche Zusammenhang in Durchschnittspopulationen seit langem bekannt (und intuitiv zu erwarten) ist, wurde der Schluss gezogen, dass psychotische Patienten aus ähnlichen Gründen und Motivationen wie andere Menschen konsumieren und keine „Selbstbehandlung" ihrer psychotischen Symptome durch den Konsum betreiben (Übersichten in: Mueser et al. 1998, Lee u. Meltzer 2001).

Ebenfalls *gegen* die Gültigkeit der Selbstmedikationshypothese werden Befunde gewertet, denen zufolge der Substanzmissbrauch bei den meisten komorbiden Patienten dem Ausbruch der Psychose mit Positivsymptomatik *vorausgeht* (z.B. Allebeck et al. 1993, Hambrecht u. Häfner 1996). Auf der anderen Seite zeigen aber mehrere Studien, dass der Entwicklung des Substanzmissbrauchs oft uncharakteristische Beschwerden und Probleme vorausgehen, die im nachhinein als Prodromalsymptome der Psychose gewertet werden können (Hambrecht u. Häfner 1996, Gut-Fayand et al. 2001). Der Substanzmissbrauch könnte dann auch als ungerichteter Selbstbehandlungsversuch bei diffusem, unspezifischem Unwohlsein verstanden werden (Mueser et al. 1998). Da die Prodromalsymptome sich typischerweise in einem jungen Alter entwickeln und mit den alterstypischen Reifungsprozessen und der Festigung der personalen Identität interagieren, kann die soziale Komponente des Substanzmissbrauchs auch als unbeholfener Versuch der Identitätsentwicklung bei vulnerablem, von psychotischer Fragmentierung bedrohtem Ich verstanden werden. Dass gerade diejenigen „präpsychotischen" Jugendlichen und jungen Erwachsenen, die impulsiver sind und neue Erfahrungen suchen, diesen „Lösungsversuch" einschlagen, braucht nicht zu verwundern (Dervaux et al. 2001). Diese kürzlich formulierte Sicht vermag Forschungsbefunde zu integrieren, die auf den ersten Blick widersprüchlich erscheinen (Gut-Fayand et al. 2001).

Mit dieser Sicht verwandt ist ein neueres *Affektregulationsmodell* des Substanzmissbrauchs bei schizophrenen Patienten, das als Alternative zur ursprünglichen Selbstmedikationshypothese formuliert wurde, aber u. E. auch als Variante oder Erweiterung dieser Hypothese verstanden werden kann (Blanchard et al. 1999, 2000). Nach dem Affektregulationsmodell sind es die gleichen oder ähnlichen überdauernden Persönlichkeitsdimensionen und -eigenschaften, die bei primär gesunden *und* bei schizophrenen bzw. präschizophrenen Menschen zur Entwicklung eines Substanzmissbrauchs prädisponieren: Neigung zu negativen Affekten und Neurotizismus sowie starke Impulsivität und Disinhibition. Diese Eigenschaften interagieren mit psychosozialem Stress und begünstigen insbesondere bei maladaptiven Copingstrategien und Problemlösedefiziten die Entwicklung eines Substanzmissbrauchs als Coping gegen den negativen affektiven Zustand oder auch, um eine positive Stimmung zu induzieren. In Zusammenhang mit Befunden, die bei schizophrenen Patienten bereits *vor* Ausbruch der Erkrankung vermehrt Tendenzen zu negativer Affektivität, Neurotizismus und Impulsivität sowie Stressintoleranz und defizitärem Coping zeigen, vermag dieses Modell die hohe Komorbidität zwischen Psychosen und Sucht zu erklären. Ferner erklärt es, warum der Substanzmissbrauch sich in den meisten Fällen bereits vor dem Ausbruch der Psychose manifestiert, und warum er sich in vielen Fällen über lange Zeiträume quasi als „trait" aufrechterhält, obwohl die schizophrene Symptomatik Änderungen und Fluktuationen unterworfen ist. Schließlich kommt dieses Modell ohne die Annahme eines Zusammenhangs zwischen einzelnen Symptomen und bestimmten, präferierten Substanzgruppen aus. Ein solcher Zusammenhang konnte in den meisten Untersuchungen nicht nachgewiesen werden (z. B. Stimulanzien bei Antriebstörung und Anhedonie, Alkohol bei Angst und Anspannung).

Unabhängig von den Aspekten der Selbstbehandlung und/oder Affektregulation könnte die Entwicklung eines Substanzmissbrauchs bei schizophrenen Patienten auch durch soziale Faktoren begünstigt werden. Trotz der intensiven Bemühungen der letzten Jahrzehnte in Richtung Resozialisierung und Integration bedeutet die schizophrene Erkrankung für die meisten Patienten leider immer noch einen sozioökonomischen Abstieg. Im Sinne des *„social drift"* befindet sich somit der Lebensraum der Patienten häufig in sozialen Brennpunkten, wo deviantes Verhalten einschließlich Alkohol- und Drogenkonsum ohnehin verbreiteter ist als in anderen Wohngebieten. Soziale Randgruppen mit normabweichendem Verhalten könnten sich auch gegenüber Menschen mit anderen Auffälligkeiten toleranter zeigen, sodass schizophrene Patienten sich innerhalb solcher Gruppen möglicherweise eher angenommen und wohler fühlen (Übersicht in: Müller-Thomsen et al. 1994, Mueser et al. 1998). Diese Zusammenhänge werden durch keine Daten direkt gestützt, sie leuchten allerdings intuitiv ein.

Zu den Modellen der sekundären Suchtentwicklung wird schließlich auch das *Supersensitivitätsmodell* gezählt, das seinerseits auf dem Vulnerabilitäts-Stress-Modell der Schizophrenie basiert (Zubin u. Spring 1977) und den Suchtstoffen die Rolle eines Stressors zuschreibt (Übersicht in Mueser et al. 1998). Ausgangspunkt für dieses Modell ist die Beobachtung, dass schizophrene Patienten häufig relativ geringe Mengen von Suchtstoffen konsumieren (z. B. Lehman et al. 1994), seltener eine körperliche Abhängigkeit und andere organische Nachfolgeschäden durch die Suchtstoffe entwickeln (Drake et al. 1990, Mueser et al. 1999), dennoch häufig unangenehme Akuteffekte bzw. Akutkomplikationen erleben und insbesondere bei geringen Dosen von Stimulanzien und Halluzinogenen psychotische Symptome entwickeln bzw. einen psychotischen Rückfall erleben (Lieberman et al. 1987, Knudsen u. Vilmar 1984, Drake et al. 1989, Swofford et al. 1996, Gupta et al. 1996). Daraus resultiert, dass sich der negative Einfluss des Konsums auf den Verlauf der Psychose auch bei relativ geringen Konsummengen zeigt, die ansonsten nicht den Kriterien eines Missbrauches entsprochen hätten (Drake et al. 1989). Das Supersensitivitätsmodell nimmt u. E. eine Zwischenposition zwischen den beiden Grundmodellen der sekundären Suchtentwicklung und der sekundären Psychoseentwicklung oder -induktion ein: Es setzt zwar eine primäre Vulnerabilität für eine Psychose voraus, andererseits impliziert es aber auch negative Einflüsse des Konsums auf den Verlauf der Psychose. Somit könnte das Supersensitivitätsmodell auch als bidirektionales Modell verstanden werden.

2.2 Modell der Psychoseinduktion

Das zweite Modell der Psychoseinduktion durch den Konsum bezieht sich insbesondere auf die Wirkungen von Cannabis, Halluzinogenen (z. B. LSD und Psilocybinpilze) und Stimulanzien. Alkohol, Opiate und Sedativa werden kaum als ätiologische Faktoren von Psychosen diskutiert, obwohl zumindest Alkohol und Benzodiazepine insbesondere im Entzug psychotische Symptome induzieren können. Hierzu passen Befunde einer großen, epidemiologischen Studie aus Schweden (Dalmau et al. 1999). Die Autoren untersuchten ca. 1250 Patienten mit Amphetamin-, Cannabis- oder Opiatabhängigkeit und fanden, dass ca. 30% der Patienten mit Amphetamin- oder Cannabisabhängigkeit die Kriterien einer komorbiden Psychose aus dem schizophrenen Formenkreis erfüllten, während dies bei nur weniger als 6% der Opiatabhängigen der Fall war.

Bei Cannabis und Halluzinogenen weist bereits der „normale" Rauschzustand mehr oder weniger deutliche Ähnlichkeiten zu der Symptomatik florider schizophrener Psychosen auf (Bowers 1987). Zudem können als Komplikationen des Konsums von Cannabis, Halluzinogenen und Stimulanzien sog. drogeninduzierte schizophreniforme Psychosen mit einer Dauer von mehreren Tagen bis Wochen auftreten (Übersichten in: Poole u. Brabbins 1996, Johns 2001). Das zweite Modell der Komorbidität sieht jedoch darüber hinaus vor, dass durch den Konsum dieser Substanzen Psychosen de novo induziert oder „ausgeklinkt" werden, die im Folgenden auch ohne Fortsetzung des Konsums den weiteren Verlauf einer schizophrenen Psychose nehmen. Als Wirkmechanismus für diese Psychoseinduktion wurden die aus dem tierexperimentellen Bereich bekannten Phänomene der sog. *behavioralen Sensitisation* oder des *„kindling"* vorgeschlagen: Hierbei kommt es bei wiederholter gleich dosierter Applikation eines Stimulans oder bei wiederholter elektrischer Stimulation zu einer Verstärkung der behavioralen oder elektrophysiologischen Antwort (Lieberman et al. 1990, Übersicht in: Mueser et al. 1998).

Das Modell der Psychoseinduktion durch den Drogenkonsum wurde durch die klinische Erfahrung bzw. Befunde gestützt, wonach Drogen- und insbesondere Cannabiskonsum dem Ausbruch von akuten Psychosen häufig vorausgeht (Cleghorn et al. 1991, Kovasznay et al. 1993, Linszen et al. 1994, Hambrecht u. Häfner 1996). Allerdings wurde dieser Befund nicht immer bestätigt (z. B. Soyka et al. 1993). Darüber hinaus konnten Hambrecht u. Häfner (1996) mit einer methodisch aufwändigen, differenzierten Zeitverlaufsanalyse nachweisen, dass uncharakteristische Prodromalsymptome der Psychose häufig der Suchtentwicklung vorausgehen (Hambrecht u. Häfner 1996, Häfner et al. 2002).

Als Beispiel für die Gültigkeit des Modells der Psychoseinduktion wird oft die bekannte schwedische Studie zitiert, bei der in den Jahren

1969/1970 eine große unselektierte Kohorte von mehr als 45 000 jungen Wehrdienstsoldaten untersucht und anschließend bis 1983 weiterverfolgt wurde (Andreasson et al. 1987). Diejenigen Soldaten, die in der Eingangsuntersuchung Erfahrungen mit Cannabis angegeben hatten, hatten ein 2,4faches Risiko bis zum zweiten Untersuchungszeitpunkt an Schizophrenie zu erkranken. Bei Soldaten mit regelmäßigem Cannabiskonsum (mindestens 50-mal) war das Risiko sogar auf das 6fache erhöht. Allerdings erfüllten 60% der Cannabiskonsumenten bei der Eingangsuntersuchung die Kriterien für mindestens eine andere psychiatrische Störung. Dieses Vorliegen einer weiteren psychiatrischen Störung bei der Eingangsuntersuchung sowie auch weitere Faktoren, wie z. B. ein problematischer familiärer Hintergrund, waren ebenfalls mit einem erhöhten Risiko assoziiert später an Schizophrenie zu erkranken. Schließlich wiesen über 90% derjenigen 274 Personen, die zum zweiten Untersuchungszeitpunkt die Kriterien für eine Schizophrenie erfüllten, keinen regelmäßigen Cannabiskonsum in der Vorgeschichte auf. Die Autoren selbst waren durchaus kritisch und zurückhaltend mit ihren Interpretationen: Sie zogen den Schluss, dass ihre Daten letztlich keine Unterscheidung zwischen Ursachen und Folgewirkungen erlauben (Andreasson et al. 1987). Tatsächlich könnten die Ergebnisse der genannten schwedischen Studie genauso gut auch im Sinne der Selbstmedikations- oder Affektregulationshypothese interpretiert werden (s. o.), obwohl sie so oft von anderen Autoren gerade als Beleg für das Modell mit umgekehrter Ursachen-Folge-Kette angeführt werden. Andreasson et al. (1987) griffen das Vulnerabilitätsmodell von Zubin und Spring (1977) auf und schlugen vor den Cannabiskonsum als Stressor anzusehen, der bei einer entsprechenden biologischen Vulnerabilität den Ausbruch der Erkrankung triggern bzw. beschleunigen könnte.

Zu einer ähnlichen Einschätzung kamen Vardy u. Kay (1983) hinsichtlich der Rolle von LSD als Trigger von Psychosen. Die Autoren verfolgten ersterkrankte psychotische Patienten mit aktuellem LSD-Konsum, die zunächst als LSD-induzierte Psychosen diagnostiziert worden waren, über 3–5 Jahre und verglichen sie mit einer Gruppe ersterkrankter schizophrener Patienten ohne Drogenkonsum: Beide Gruppen wiesen vergleichbare psychopathologische Merkmale und ähnlich hohe Inzidenzen von Psychosen in der Familienanamnese sowie einen vergleichbaren Verlauf bzw. eine vergleichbare Rückfallfrequenz im Follow-up-Zeitraum auf (Vardy u. Kay 1983). Die Schlussfolgerungen von Andreasson et al. (1987) und Vardy u. Kay (1983) implizieren die Annahme, dass die schizophrene Erkrankung zumindest bei einem Teil dieser Patienten zu einem späteren Zeitpunkt nach anderen stressreichen Ereignissen auch ohne Drogenkonsum ausgebrochen wäre.

Die letztere Annahme ist kompatibel einerseits mit der relativ stabilen Prävalenz und Inzidenz der Schizophrenie in den verschiedenen Ländern und über verschiedene Zeiträume bei variablen Gesamtprävalenzen und

Mustern des Substanzmissbrauchs (Übersicht in Blanchard et al. 2000), andererseits mit dem häufig erhobenen Befund, dass komorbide Patienten mit der Doppeldiagnose Psychose und Sucht beim Ausbruch der Schizophrenie durchschnittlich jünger sind als schizophrene Patienten ohne die Komorbidität (Breakey et al. 1974, Tsuang et al. 1982, Kovasznay et al. 1997, Addington u. Addington 1998, Dixon 1999). Dennoch sind die Anteile der Drogeneffekte und der biologischen Prädisposition bzw. Vulnerabilität an der Genese der Schizophrenie im Einzelfall schwer abschätzbar (Satel u. Edell 1991). Letztlich schließen die statistischen Daten keinesfalls die Möglichkeit aus, dass bei einzelnen Patienten mit der Doppeldiagnose die Psychose ohne einen relevanten Drogenkonsum nie ausgebrochen bzw. „ausgeklinkt" worden wäre.

2.3 Modell der gemeinsamen ätiologischen Faktoren

Das dritte Grundmodell sieht vor, dass sowohl die schizophrene Psychose als auch die Sucht eine gemeinsame neurobiologische Grundlage bzw. einen gemeinsamen prädisponierenden Faktor aufweisen. Da sowohl schizophrene Psychosen als auch Suchtstörungen jeweils starke genetische Komponenten aufweisen, liegt es nahe auch für die Komorbidität eine genetische Grundlage anzunehmen. Allerdings haben die bisherigen Daten aus Familienstudien und einer Zwillingsstudie in ihrer Gesamtschau die genetische Hypothese nicht stützen können (Kendler 1985, Kendler u. Gardner 1997, Mueser et al. 1998, Blanchard et al. 2000).

Dennoch werden einige präklinische und klinische Befunde dahingehend interpretiert, dass die neurobiologischen Grundlagen der Schizophrenie gleichzeitig diejenigen neuronalen Mechanismen begünstigen, die die positiven Verstärkungseffekte psychotroper Substanzen („*reward*") vermitteln und somit die Vulnerabilität für eine Suchtentwicklung erhöhen (Chambers et al. 2001). Konkret handelt es sich hierbei um die Annahme einer *Dysfunktion des zentralen dopaminergen Systems* im gleichen zerebralen Netzwerk bei der Schizophrenie *und* der Sucht. Als klinisches Argument für eine gemeinsame biologische Prädisposition wird angeführt, dass schizophrene Patienten regelmäßig ihren Konsum weiterführen, obwohl sie negative Auswirkungen und insbesondere eine Exazerbation ihrer psychotischen Symptome unter den Drogen erleben (Seibyl et al. 1993, DeQuardo et al. 1994, Addington u. Duchak 1997, Dixon 1999, Gerding et al. 1999, Chambers et al. 2001). Die weiteren Argumente für diese sog. *„primary addiction hypothesis"* der Komorbidität wurden unlängst in einer Übersichtsarbeit ausführlich präsentiert (Chambers et al. 2001). Sie werden hier im Folgenden kurz zusammengefasst und durch die Abb. 2 und 3 illustriert.

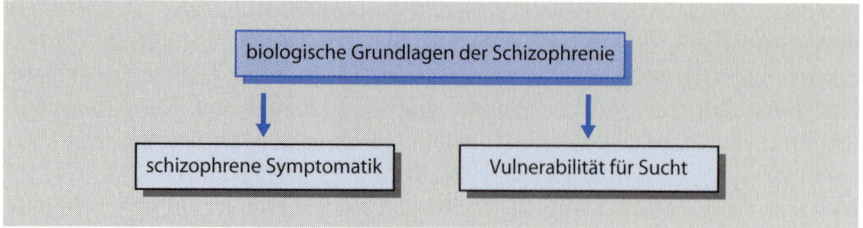

Abb. 2. Schematische Darstellung der *"primary addiction hypothesis"* der Komorbidität Psychose und Sucht (mod. n. Chambers et al. 2001)

Der gemeinsame biologische Mechanismus aller psychotropen Substanzen mit Abhängigkeitspotenzial ist bekanntermaßen die Verstärkung der Freisetzung von Dopamin (DA) von Projektionen aus dem ventralen Tegmentum in den Nucleus accumbens (NclAcc) (mesolimbisches dopaminerges Belohnungssystem, *"reward system"*). Verlangen nach dem Suchtstoff (*"craving"*) wird durch Stimuli induziert oder verstärkt, die die dopaminerge Aktivität im mesolimbischen *"reward system"* verstärken. Hierzu gehören Stress und behaviorale Verstärker wie z. B. das Betreten der Stammkneipe, kleine Mengen des Suchtstoffes und Substanzen mit DA-agonistischen Eigenschaften. Chronischer Konsum führt zu neuroadaptiven Prozessen im NclAcc (veränderte DA-Rezeptor-Signaltransduktion, Abnahme inhibitorischer G-Proteine), die ihrerseits die präfrontale Kontrolle über den NclAcc beeinträchtigen und zu einer Disinhibition des Konsumverhaltens beitragen könnten.

Im Rahmen der DA-Hypothese der Schizophrenie wird angenommen, dass bei schizophrenen Patienten die dopaminergen Neurone, die in den NclAcc projizieren, hyperaktiv sind (mesolimbisches System), während die dopaminergen Neurone, die in den präfrontalen Kortex (PFC) projizieren (mesokortikales System), eine verminderte Aktivität aufweisen. Im Rahmen der aktuellen Glutamat-DA-Hypothese der Schizophrenie wird ferner angenommen, dass primär defiziente glutamaterge Projektionen vom PFC zum NclAcc eine verstärkte DA-Aktivität im NclAcc zur Folge haben. Ein Vergleich dieser Dysfunktionen bei der Schizophrenie mit den bereits genannten Auswirkungen des Substanzmissbrauchs lässt den Schluss zu, dass die krankheitsbedingte funktionelle Störung des Netzwerkes in der Schizophrenie sich wie die Veränderungen durch den Konsum auswirken müsste. So führt z. B. eine Dysbalance dopaminerger Systeme zugunsten der subkortikalen (gegenüber den kortikalen) Strukturen tierexperimentell zu einer Verstärkung der Ansprechbarkeit für behaviorale Effekte von Stimulanzien. Stress führt vermutlich über eine gesteigerte DA-Freisetzung sowohl zu *"craving"* und Suchtverhalten im Tierexperiment als auch zu einer Exazerbation psychotischer Symptome bei schizophrenen Patienten.

Bei der Schizophrenie sind Dysfunktionen nicht nur im PFC, sondern auch im Hippocampus bekannt. Diese Dysfunktionen könnten Beeinträchtigungen sowohl der kortikalen als auch der hippocampalen Kontrolle der Aktivität des NclAcc mit sich bringen und zu einer Disinhibition des mesolimbischen DA-Systems beitragen. Auf der anderen Seite führen Läsionen des Hippocampus tierexperimentell zu einer Hypersensitivität auf dopaminerge Stimulationen, die stärker ist, als diejenige nach Läsionen des PFC und der Amygdala. Auch diese Ergebnisse legen nahe, dass die hippocampale Dysfunktion bei der Schizophrenie zu einer Verstärkung der dopaminergen Responsivität auf der Ebene des NclAcc (wie beim Substanzmissbrauch) und somit zu einer erhöhten Vulnerabilität für eine Suchtentwicklung und -aufrechterhaltung führen könnte. Eine Verstärkung der dopaminergen Aktivität im mesolimbischen System führt experimentell zu einer Zunahme der *Reward*effekte durch neue Reize, aber auch zu einer Abnahme normaler Extinktionseffekte bei wiederholter Darbietung gleicher Reize und zu einer Abnahme des konditionierten Vermeidungsverhaltens bei Kopplung mit aversiven Reizen. Dieser Effekt könnte erklären, warum schizophrene Patienten trotz negativ erlebter Exazerbation ihrer psychotischen Symptome ihren Konsum weiterführen. Die neurobiologischen Grundlagen der *„primary addiction hypothesis"* nach Chambers et al. (2001) sind in der Abb. 3 schematisch dargestellt.

In der Zusammenschau folgern Chambers und Mitarbeiter (2001), dass eine primär erhöhte Vulnerabilität für die Entwicklung und Aufrechterhaltung eines Substanzmissbrauchs *ein Symptom der Schizophrenie* dar-

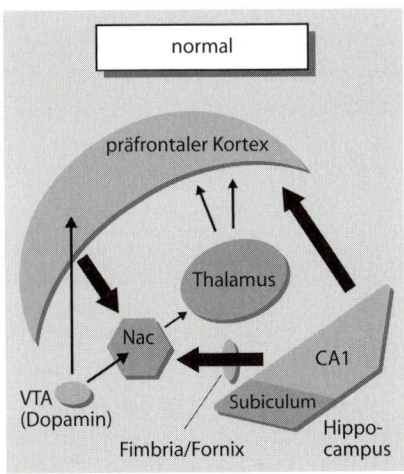
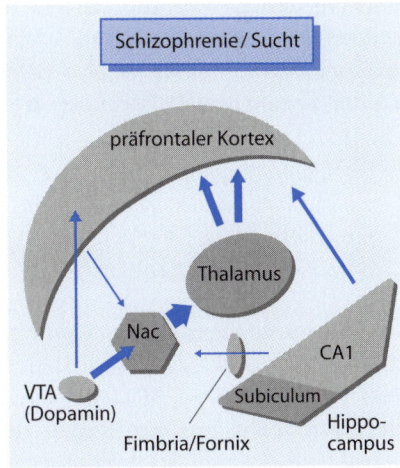

Abb. 3. Neurobiologische Grundlagen einer gemeinsamen Ätiologie von Psychose und Sucht (*„primary addiction hypothesis"*) (mod. n. Chambers et al. 2001); *VTA* ventrales Tegmentum, *Nac* Nucleus accumbens, *CA1* Region 1 d. Ammonshorns

stellt. Dieses Modell hat den Vorteil, dass es mit variablen Reihenfolgen in der Manifestation der verschiedenen Symptome vereinbar ist (d. h. ein Missbrauch kann sich vor, gleichzeitig oder nach dem Auftreten psychotischer Symptome entwickeln). Schließlich impliziert es, dass spezielle Behandlungs- und vielleicht sogar spezielle Präventionsmaßnahmen gegen eine Suchtentwicklung frühzeitig in die Planung der Behandlung von Patienten mit Schizophrenie integriert werden sollten (Chambers et al. 2001).

Als ein weiterer Faktor, der die Häufigkeit der Komorbidität Psychose und Sucht erklären könnte, wurde von Mueser und Mitarbeitern (1997, 1998, 1999) das Vorliegen einer *antisozialen Persönlichkeitsstörung (APS)* diskutiert. Hintergrund dieser Hypothese ist, dass die APS eine sehr hohe Komorbiditätsrate mit Suchterkrankungen und, nach den Ergebnissen einiger Studien, auch eine erhöhte Komorbidität mit schizophrenen Psychosen aufweist (Übersicht in: Mueser et al. 1998). Des Weiteren fanden Mueser et al. (1997) bei DD-Patienten mit APS (eigentlich sollten diese Patienten „Tripeldiagnosepatienten" heißen) einen schwereren Verlauf der Psychose, einen früheren Beginn und ein stärkeres Ausmaß des Konsumverhaltens, eine stärkere familiäre Belastung mit Suchtstörungen sowie ausgeprägtere soziale Beeinträchtigungen und aggressive Verhaltensweisen. Dennoch ist die Rolle der APS als Risiko- oder ätiologischer Faktor für die Komorbidität Psychose und Sucht nicht gesichert. Zum einen muss berücksichtigt werden, dass das Konstrukt der APS per se hinsichtlich seiner Validität in die Kritik geraten ist, weil es den Aspekt der Kriminalität stark betont, der wiederum abhängig vom sozialen Kontext ist (Hare et al. 1991). Zum anderen darf nicht übersehen werden, dass das Suchtverhalten und die daraus resultierenden sozioökonomischen Konsequenzen Verhaltensweisen bahnen, die ihrerseits zu den Kriterien der APS gehören. Mueser et al. (1998) folgerten, dass die APS nur zum Teil zu der Komorbidität Psychose und Sucht beitragen könnte.

2.4 Versuch einer Integration

In den vorangegangenen Kapiteln wurden die 3 Grundmodelle der Komorbidität als sich gegenseitig ausschließend dargestellt. Von den jeweiligen Verfechtern der Modelle wird auch tatsächlich meistens so argumentiert, wie wenn nur ein Modell richtig sein könnte. Letztlich weist jedoch jedes Modell seine Stärken und Schwächen auf. Aus der klinischen Erfahrung und Intuition würde man meinen, dass bei einzelnen Patienten der Selbstmedikations- oder Affektregulationsaspekt im Vordergrund steht, während bei anderen aus der Vorgeschichte die Induktion der Psychose durch den Drogenkonsum sehr wahrscheinlich erscheint. Wie so oft könnte auch hier die Wahrheit in der Mitte, d.h. in der Integration nur scheinbar gegensätzlicher Positionen liegen. Unseres Erachtens ist es vorstellbar, dass das eine Modell besser auf eine Patientengruppe und das andere Modell besser auf eine andere Untergruppe passt. Widersprüchliche Studienbefunde könnten durch die vermutete Heterogenität innerhalb der Gruppe der komorbiden Patienten erklärt werden. Schließlich ist es vorstellbar und sogar sehr plausibel, dass selbst bei einem einzelnen Patienten eine Kombination aus Mechanismen der verschiedenen Modelle vorliegen kann (Mueser et al. 1998). So wäre es nach einem bidirektionalen Modell möglich, dass ein Substanzmissbrauch bei vulnerablen Jugendlichen oder jungen Erwachsenen mit uncharakteristischen Prodromalsymptomen der Schizophrenie, emotionalen Problemen und defizitären Problemlöseressourcen sich primär als ungünstiger Copingversuch entwickelt, dass aber in der Folge der Konsum den Ausbruch der Psychose weiter begünstigt bzw. beschleunigt, sofern es sich um Drogen wie

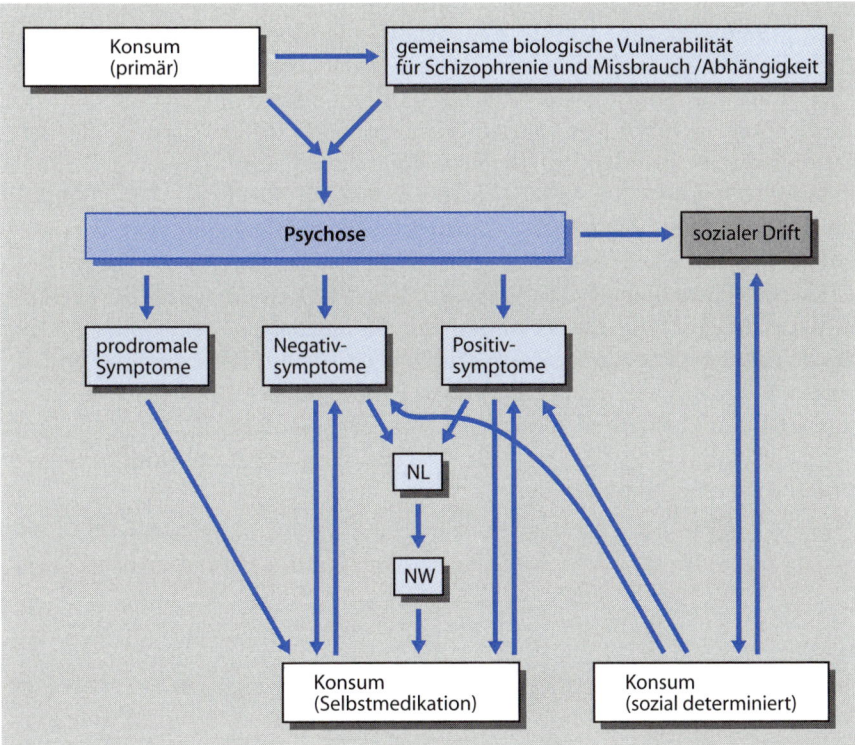

Abb. 4. Integratives Modell der Komorbidität Psychose und Sucht; *NL* Neuroleptika, *NW* Nebenwirkungen

Cannabis, Halluzinogene und Stimulanzien handelt (Kombination aus dem ersten und dem zweiten Modell).

Da schließlich anzunehmen ist, dass zumindest Teilaspekte aus allen 3 Grundmodellen Gültigkeit besitzen, können im Einzelfall Aspekte aus einem, 2 oder sogar allen 3 Modellen wirksam werden. Das resultierende komplexe integrative Modell wird schematisch in der Abb. 4 dargestellt. Aus der bidirektionalen Pfeilrichtung an verschiedenen Stellen dieses Modells wird deutlich, dass auf mehreren Ebenen „Teufelskreise" möglich sind, indem die direkten Symptome und/oder die indirekten Auswirkungen der Psychose einerseits durch Drogenwirkungen verstärkt werden und andererseits den Konsum dieser Substanzen begünstigen. Aus diesem Teufelskreis können Patienten ohne intensive spezielle therapeutische Hilfen nur sehr schwer herauskommen.

Natürlich trifft dieses Modell in seiner Gesamtkomplexität nicht für jeden Patienten zu. Im Einzelfall wird die Gewichtung der verschiedenen Pfade oder „Pfeilrichtungen" unterschiedlich sein, und einzelne Pfade mögen überhaupt nicht wirksam sein. Durch detaillierte Anamneseerhebung und nach längerer Beobachtung eines Patienten wird es manchmal möglich sein die Gewichtung zumindest einzelner Pfade abzuschätzen. Dies könnte für die Aufklärung dieses individuellen Patienten und die Planung der sinnvollen Interventionen bedeutsam sein. Letztlich kann aber diese Gewichtung aus wissenschaftlicher Sicht nie zuverlässig sein. Aus diesem Grund ist es verständlich, dass sich in der Literatur der letzten Jahre der neutrale Begriff *Doppeldiagnose* („*dual diagnosis*") zunehmend durchgesetzt hat (z.B. Kranzler u. Rounsaville 1998). Dieser bedeutet lediglich das gleichzeitige Auftreten der 2 Störungen und verzichtet vollständig auf die Implikation eines ätiologischen Zusammenhanges.

Es sollte beachtet werden, dass der Begriff *Doppeldiagnose* in der Literatur nicht nur zur Beschreibung der Komorbidität Schizophrenie und Sucht verwendet wird, sondern häufig auch für die Beschreibung anderer Komorbiditäten wie z.B. Angststörung oder Depression und Sucht. Im vorliegenden Buch wird jedoch im weiteren der Begriff Doppeldiagnose (und die Abkürzung DD) nur zur Beschreibung der Komorbidität Schizophrenie und Sucht verwendet.

3 Verlauf

Über den Verlauf der Sucht bei Patienten mit schizophrenen Psychosen existieren relativ wenige Daten. Eine Studie mit ca. 150 Patienten mit der Doppeldiagnose Schizophrenie und Sucht (DD-Patienten) und einer Follow-up-Dauer von 7 Jahren fand vergleichbare Remissionsraten von der Sucht wie in anderen Populationen von Patienten mit Missbrauch und/oder Abhängigkeit von psychotropen Substanzen (Bartels et al. 1995). Westermeyer u. Schneekloth (1999) untersuchten 29 DD-Patienten und 296 Patienten mit reiner Suchtstörung und kamen auch zu dem Schluss, dass die Komorbidität mit der schizophrenen Psychose den Verlauf der Sucht wenig modifiziert. Hingegen spricht eine Fülle von Studienergebnissen dafür, dass die komorbide Suchtstörung den Verlauf der Psychose deutlich beeinflusst. Im Folgenden werden Übersichtsarbeiten und einige größere Studien aus den letzten Jahren referiert.

Hinsichtlich der Zusammenhänge zwischen Suchtentwicklung und bestimmten klinischen Syndromen oder Symptomen der Schizophrenie lässt sich aus der Literatur kein klares Bild ableiten. Schizophrene Patienten berichten durchaus über subjektiv positive Effekte durch den Konsum von Suchtstoffen, wie z. B. Stimmungsaufhellung, Abnahme von Anspannung und Ängstlichkeit und Besserung der Kontaktfähigkeit (z. B. Dixon et al. 1991). Vereinzelt wurde eine stärkere depressive Symptomatik bei DD-Patienten berichtet (Strakowski et al. 1994). Auf der anderen Seite wurde aber auch gezeigt, dass depressive Symptome sich in der Abstinenz nicht verschlechtern und sich manchmal sogar bessern können (Sevy et al. 1990, Brady et al. 1993). Viele Patienten schildern, dass ihre Positivsymptome, wie z. B. Wahrnehmungsveränderungen und paranoide Gedanken, nach dem Konsum von bestimmten Substanzen, wie z. B. Cannabis und Kokain, stärker werden (Dixon et al. 1991, Johns 2001). Einige Autoren berichteten, dass DD-Patienten generell mehr Positiv- und weniger Negativsymptome aufweisen (Allebeck et al. 1993, Soyka 1994, Häfner et al. 2002); andere konnten jedoch diesen Zusammenhang nicht bestätigen (Gearon et al. 2001). Schließlich wurden vereinzelt Assoziationen zwischen dem Konsum bestimmter Substanzen und Positiv- oder Negativsymptomen berichtet, diese Daten sind jedoch ebenfalls inkonsistent (z. B. Mueser et al. 1991, Soni et al. 1991, Krausz et al. 1996, Brunette et al. 1997).

Ein Teil dieser negativen und widersprüchlichen Befunde könnte auf methodische Aspekte zurückgeführt werden: So wird in vielen Studien nicht zwischen verschiedenen Substanzgruppen oder zwischen aktuellem und früherem Konsum unterschieden (Übersicht in Blanchard et al. 2000). Darüber hinaus wird seit langem vermutet, dass die DD-Patienten keine in sich homogene Gruppe darstellen (Tsuang et al. 1982, Mueser et al. 1998). Letztlich können aber in der Quintessenz keine eindeutigen Zusammenhänge zwischen dem Substanzkonsum und bestimmten Symptomen der Schizophrenie erhärtet werden (Miller et al. 1994, Duke et al. 2001).

Hinsichtlich der Zusammenhänge zwischen Suchtentwicklung und Langzeitverlauf der Psychose ist das Bild deutlich einheitlicher. Fast alle Untersuchungen, darunter einige mit großen Fallzahlen, zeigen mehr psychotische Rückfälle und häufigere notfallmäßige Vorstellungen und stationäre Aufnahmen bei DD-Patienten im Vergleich zu schizophrenen Patienten ohne komorbide Suchtstörung (Drake et al. 1989, Bartels et al. 1993, Linszen et al. 1994, Haywood et al. 1995, Kozaric-Kovacic 1995, Shaner et al. 1995, Gupta et al. 1996, Swofford et al. 1996, Gerding et al. 1999, Swofford et al. 2000, Cantor-Graae 2001, Jackson et al. 2001, Hunt et al. 2002). Diese hohe Rückfallfrequenz kann eine Folge direkter Effekte psychotomimetischer Stoffe, wie Cannabis und Stimulanzien, sein (Miller et al. 1994), sie kann aber auch mit der schlechteren Compliance von DD-Patienten zusammenhängen: Mehrere Studien bestätigen die klinische Erfahrung, dass DD-Patienten häufiger die Behandlung unterbrechen und insbesondere gegenüber der neuroleptischen Medikation ambivalent oder negativ eingestellt sind (Owen et al. 1996, Dixon 1999, Häfner et al. 2002). Besonders wichtig erscheint, dass der negative Einfluss des Konsums auf die Behandlungscompliance und den Verlauf der Psychose sich auch bei relativ geringen Konsummengen zeigt, die ansonsten nicht den Kriterien eines Missbrauches entsprochen hätten (Drake et al. 1989). Ferner legen die Studien nahe, dass DD-Patienten durch ihre häufigeren Exazerbationen und stationären Aufnahmen immer wieder intermittierend höhere Neuroleptikadosen erhalten, sodass insgesamt, über längere Zeiträume gesehen, mehr Schwankungen in der Medikation und nicht unbedingt geringere Gesamtdosen resultieren (D'Mello et al. 1995, Swofford et al. 2000). Möglicherweise hängt es auch damit zusammen, dass bei DD-Patienten mehr extrapyramidalmotorische Nebenwirkungen beschrieben wurden (Duke et al. 2001) und offenbar unabhängig von der konsumierten Substanz im Verlauf häufiger tardive Dyskinesien auftreten (Dixon et al. 1992, Zaretsky et al. 1993, Bailey et al. 1997, Lopez u. Jeste 1997, Buckley 1998, Swoford et al. 2000).

Es ist ebenfalls denkbar und plausibel, dass die oft schlechteren soziorehabilitativen Ergebnisse bei DD-Patienten mit der geringeren Compliance und den wiederholten Unterbrechungen der neuroleptischen Langzeitbehandlung zusammenhängen: Mehrfach wurde gezeigt, dass DD-Patienten durchschnittlich mehr alltagspraktische Schwierigkeiten haben, unter stärkeren finanziellen und familiären Probleme leiden und in schlechteren Wohnverhältnissen leben bzw. häufiger obdachlos sind (Drake et al. 1989, Osher et al. 1994, Dixon et al. 1995, Shaner et al. 1995, Kozaric-Kovacic 1995). Nur sehr wenige Studien konnten keine Assoziationen des komorbiden Substanzgebrauchs mit der Rückfallfrequenz und dem sozioökonomischen Status von schizophrenen Patienten nachweisen (Mueser et al. 1991, Dixon et al. 1991, Duke et al. 2001). Darüber hinaus wurden wiederholt Assoziationen der Komorbidität Psychose und Sucht mit aggressivem und gewalttätigem Verhalten sowie mit Inhaftierungen berichtet (Abram u. Teplin 1991, Cuffel et al. 1994, Hodgins et al. 1996, Räsänen et al. 1998, Soyka 2000a, 2000b, Soyka et al. 2001, Cantor-Graae 2001, Swanson et al. 2002). Dies steht in Einklang mit den Ergebnissen der großen epidemiologischen ECA-Studie, die bei Gefängnisinsassen mit der Diagnose Schizophrenie Komorbiditätsraten mit Sucht von über 90% fand (Regier et al. 1990). Schließlich ist die Doppeldiagnose Schizophrenie und Sucht mit einer höheren Frequenz von Suizidversuchen und Suiziden assoziiert (Krausz et al. 1996, Heilä et al. 1999, Gut-Fayand 2001, Soyka et al).

In der Zusammenschau erscheint es gesichert, dass Missbrauch/Abhängigkeit den Verlauf und die Behandlung der Schizophrenie komplizieren: DD-Patienten nehmen einen schlechteren Verlauf, werden vielfach Fälle einer „Drehtürpsychiatrie" und neigen zur Chronifizierung. Die überwiegend jungen, männlichen DD-Patienten wurden bereits als die Gruppe der *neuen Chronischen* identifiziert, eine große Kerngruppe unter den schizophrenen Patienten, die zunehmend eine therapeutische Herausforderung darstellt (Dixon 1999, Lee u. Meltzer 2001, Hunt et al. 2002).

Sehen jedoch alle prognostisch relevanten Befunde bei DD-Patienten negativ aus? Könnte es sein, dass die Komorbidität mit Sucht lediglich eine Untergruppe der schizophrenen Patienten charakterisiert, die bereits primär eine schlechte Prognose hat und/oder schlecht auf die Behandlungsmaßnahmen anspricht? Diese Frage ist schwer zu beantworten, allerdings sprechen die Daten eher *gegen* die letzte Hypothese. So wurde nur vereinzelt berichtet, dass DD-Patienten häufiger Neuroleptika(NL)-Nonresponder seien (Knudsen u. Vilmar 1984, Bowers et al. 1990). Die meisten Studien zeigten hingegen bei DD-Patienten eine gute oder sogar bessere Symptomreduktion unter Medikation im Vergleich zu dem Durchschnitt der Patienten mit Schizophrenie (Dixon et al. 1991, Sevy et al. 2001). Aus der Literatur ergeben sich sogar Hinweise, dass DD-Patienten primär in einigen Bereichen *weniger* beeinträchtigt sein könnten als andere Patienten mit Schizophrenie. In einer frühen Studie mit 46 schizophrenen Patienten berichteten Breakey et al. (1974), dass DD-Patienten, die vor dem Ausbruch der Psychose Konsumenten von Cannabis, Halluzinogenen oder Stimulanzien waren, ein *besseres* prämorbides soziales Anpassungsniveau hatten als schizophrene Patienten ohne nennenswertes Konsumverhalten: Sie wiesen unauffälligere soziale Kontakte, freundschaftliche und gegengeschlechtliche Beziehungen sowohl in der Adoleszenz als auch in der Zeit unmittelbar vor der Erstmanifestation der Psychose auf, und dies, obwohl sie zum Zeitpunkt der Erstmanifestation durchschnittlich 4 Jahre jünger waren als die Patienten, die keinen Drogenkonsum aufwiesen. Auch Tsuang et al. (1982) berichteten, dass chronische DD-Patienten gesündere prämorbide Persönlichkeitsmerkmale aufwiesen als schizophrene Patienten ohne komorbiden Substanzmissbrauch. Ähnlich waren schließlich auch die Ergebnisse von Dixon und Mitarbeitern (1991) an einer Stichprobe von 83 schizophrenen Patienten, worunter 40 (48%) die Kriterien von Missbrauch oder Abhängigkeit von einer psychotropen Substanz erfüllten (überwiegend Cannabis, Alkohol und Kokain): Die DD-Patienten hatten prämorbid eine durchschnittlich unauffälligere psychosexuelle Entwicklung, allerdings hatten sie schlechtere Schulleistungen in der Adoleszenz.

Auch andere Studien ergaben scheinbar widersprüchliche Befunde: So wurden DD-Patienten einerseits als besonders impulsiv, fremdaggressiv und/oder selbstgefährdend und in schlechteren finanziellen und Wohnverhältnissen lebend, zugleich aber auch als weniger bizarr und sozial zurückgezogen bzw. besser sozial adaptiert und kompetenter beschrieben (Schwarz u. Goldfinger 1981, Kay et al. 1989, Drake u. Wallach 1989, Penk et al. 2000). Dieses Paradoxon wurde so interpretiert, dass DD-Patienten im Vergleich zu anderen Patienten mit Schizophrenie „eigentlich" eine relativ gute Prognose haben könnten, weil sie primär weniger defizitär, weniger anhedon und weniger antriebsarm sind. Das eher geringe Ausmaß dieser primären Defizite würde ihnen erlauben so zu sozialisieren, dass sie überhaupt in Kontakt mit Drogen kommen, ein Interesse daran entwickeln und in der Lage sind sich diese zu beschaffen. Der Konsum würde aber den Verlauf der Psychose so ungünstig beeinflussen, dass die DD-Patienten ohne eine adäquate Behandlung letztlich chronifizierten. Auf der anderen Seite würden aber diese Patienten von strukturierten, geeigneten Behandlungssettings deutlich profitieren und könnten dann durchaus eine gute Prognose haben (Dixon et al. 1991, Penk et al. 2000). Diese Interpretation leuchtet aus der klinischen Erfahrung und Intuition zumindest für manche Patienten ein, und sie steht in Einklang mit den auf den ersten Blick kontraintuitiv erscheinenden Ergebnissen neuerer Studien, die bei DD-Patienten ein höheres kognitives Leistungsniveau (Sevy et al. 2001) und *geringere* hirnmorphologische Auffälligkeiten in der strukturellen Bildgebung im Vergleich zu anderen schizophrenen Patienten fanden (Scheller-Gilkey et al. 1999).

In der Zusammenschau unterstreichen diese Befunde den Sinn und die Notwendigkeit einer Intensivierung der therapeutischen Bemühungen um diese schwierige Patientengruppe der neuen Chronischen, und sie lassen therapeutischen Nihilismus ungerechtfertigt erscheinen. Im folgenden Kapitel werden die Konsequenzen der Komorbidität für die Behandlung von Patienten mit schizophrener Psychose diskutiert.

4 Therapie

4.1 Allgemeine Therapieprinzipien

Die Behandlung von Patienten mit der Doppeldiagnose Psychose und Sucht (DD-Patienten) ist eine besondere therapeutische Herausforderung, erfordert sie doch die Verzahnung von Vorgehensweisen, die in gewisser Weise konträr erscheinen. Gemeint sind hiermit Konzepte aus der psychiatrischen Krankenversorgung und aus der Suchttherapie. Die 2 Versorgungssysteme haben sich in den vergangenen Jahrzehnten unabhängig und getrennt voneinander entwickelt: die psychiatrische Krankenversorgung mit stützend-fürsorglichem Charakter und die Suchttherapie mit Betonung bzw. Konfrontation mit der Eigenverantwortlichkeit des Patienten (Loneck u. Way 1997). Diese unterschiedlichen Behandlungsphilosophien basieren auf traditionellen – aber aus heutiger Sicht nicht umfassend korrekten – ätiologischen Vorstellungen, die den schweren psychiatrischen Störungen den Charakter einer Krankheit, der Sucht aber eher den Charakter einer Verhaltensauffälligkeit bzw. Fehlhaltung zuweisen (Übersicht in Osher u. Drake 1996). Als logische Konsequenz dieser Vorstellungen wurde die Suchtbehandlung traditionell größtenteils von nichtärztlichen Therapeuten durchgeführt, die wenig Erfahrung mit der Behandlung anderer psychiatrischer Patienten haben. Auch heute noch besteht bei traditionellen Suchttherapeuten und bei einigen Selbsthilfegruppen eine große Skepsis gegenüber psychotropen Medikamenten, da der Weg aus der Sucht und die Gesundung „aus eigener Kraft" erfolgen sollten.

In traditionellen suchttherapeutischen Einrichtungen sind einerseits die Therapeuten mit der Behandlung von psychotischen Patienten, andererseits aber auch die psychotischen Patienten mit dem häufig konfrontativen Stil der Behandlung und den Mitpatienten überfordert. Bei vielen suchttherapeutischen Einrichtungen stellt somit die Diagnose einer Psychose ein Ausschlusskriterium für eine stationäre Aufnahme dar. Auf der anderen Seite bereitet aber die Behandlung von DD-Patienten auf allgemeinpsychiatrischen Stationen durch das erforderliche Maß an Kontrollen und Konsequenz ebenfalls große Probleme und Belastungen sowohl für die Mitpatienten als auch für das Personal.

Im Folgenden wollen wir uns der Frage nähern, wie ein effektives Behandlungsprogramm für DD-Patienten angesichts dieser Schwierigkeiten aussehen könnte.

4.1.1 Sequenziell, parallel oder integriert?

Sequenzielle und parallele Behandlung sind die 2 traditionellen Therapiemodelle für DD-Patienten (Übersichten in: Ridgely et al. 1990, Drake u. Mueser 2000). In der Vergangenheit wurde fast immer das sequenzielle Modell praktiziert, d.h. die 2 Störungen wurden *nacheinander* behandelt (z.B. zuerst Erreichen einer stabilen Abstinenz vom Suchtstoff, dann intensive psychiatrische Behandlung/Rehabilitation oder zunächst Stabilisierung der Psychose in einer psychiatrischen Klinik, dann Entwöhnung in einer suchttherapeutischen Einrichtung). Die Forderung einer weitgehenden Remission der einen Störung als Voraussetzung für die Inanspruchnahme qualifizierter Behandlung für die andere führte dazu, dass viele Patienten „durch die Maschen" der beiden Behandlungs- und Versorgungssysteme fielen, da sie die jeweiligen Eingangsvoraussetzungen nicht erfüllen konnten.

Im Gegensatz hierzu werden beim verbreiteten parallelen Vorgehen beide Störungen gleichzeitig, jedoch in getrennten Institutionen behandelt (z.B. Hellerstein u. Meehan 1987). DD-Patienten können beispielsweise ihre psychiatrische Therapie „*as usual*" (teil-)stationär oder ambulant erhalten und parallel Termine bei einer Suchtberatungsstelle und Selbsthilfegruppen wahrnehmen. Dieses parallele Modell hat zweifelsohne Vorteile gegenüber dem sequenziellen Modell. Dennoch ist seine Umsetzung in die Praxis häufig problematisch und durch die divergenten traditionellen Philosophien der 2 Versorgungssysteme erschwert: Die Patienten werden mit unterschiedlichen Interaktionsstilen, Bewertungen und Ratschlägen zu ihren Problemen konfrontiert und müssten selbst die Gewichtung und Integration leisten, was freilich oft misslingt. Diese Probleme führen zu einer Verunsicherung der Patienten und machen letztlich den parallelen Behandlungsansatz nahezu ähnlich ineffizient wie den sequenziellen (Minkoff et al. 1989, Ridgely et al. 1990, Ridgely u. Jerrell 1996, Drake u. Mueser 2000).

Mittlerweile herrscht Einigkeit darüber, dass die Behandlung von DD-Patienten als *integrierte* Behandlung beider Störungen durch *einen* Therapeuten bzw. *ein* Therapeutenteam durchgeführt werden soll, das über Erfahrung und Kompetenz in der Behandlung beider Störungen verfügt (Übersichten in: Minkoff 1989, Ziedonis u. Fisher 1994, Osher 1996, Drake et al. 1996, 1997, 1998, Drake u. Mueser 2000). Hierbei sollen stützend-fürsorgliche Konzepte aus der psychiatrischen Krankenversorgung und klassische suchttherapeutische Ansätze in einer Gratwanderung aneinander angepasst werden. Die Behandlung der psychiatrischen Behinderungen und die Förderung der eigenen Verantwortlichkeit für die Genesung sollen in Abhängigkeit vom aktuellen Befinden bzw. von der Erkrankungsphase des jeweiligen Patienten flexibel gewichtet werden. Die Integration von Psychose- und Suchtbehandlung *aus einer Hand* wird heute als entscheidend für den Behandlungserfolg angesehen (s. auch Abschnitt 4.3).

4.1.2 Wie lang? Wie intensiv? Welches Setting?

Die Tatsache, dass DD-Patienten unter multiplen Beeinträchtigungen leiden, ließ in den 90er Jahren vielerorts intensive Behandlungsprogramme mit mehreren Therapiestunden pro Tag und einer Dauer von Wochen bis zu einem halben Jahr erfolgversprechend erscheinen. Manche Studien wurden in therapeutischen Heimeinrichtungen durchgeführt (Bartels u. Drake 1996, Blankertz u. Cnaan 1994, Rahav et al. 1995, Burnam et al. 1995), andere hatten ein stationäres oder teilstationäres Setting (Hanson et al. 1990, Bachman et al. 1997, Mowbray et al. 1995, Moggi et al. 1999 a). Parallel zu der klassischen psychiatrischen Behandlung und zu Rehabilitationsmaßnahmen wurden Psychoedukations- und verhaltenstherapeutische (VT-)Gruppen sowie Familieninterventionen angeboten. Moggi et al. (1999a) konnten keine Veränderungen hinsichtlich des Konsumverhaltens nachweisen. Immerhin fanden sie aber Besserungen der Wohn- und der sozioökonomischen Situation sowie der Psychopathologie bei den DD-Patienten, die das 4-monatige stationäre Behandlungsprogramm absolvierten. Gemessen an dem hohen therapeutischen Aufwand waren jedoch die Ergebnisse dieser Studien insgesamt ernüchternd. Vereinzelt wurden Teilerfolge verzeichnet, überwiegend wurden jedoch hohe bis sehr hohe Drop-out-Raten von 45–85% berichtet. Diejenigen Patienten, die die Behandlung nicht abbrachen, nahmen kurzfristig einen positiven Verlauf hinsichtlich Konsum und psychotischer Symptomatik. Nach Beendigung der intensiven Therapiephase konnten jedoch nur sehr wenige von diesen Patienten die Erfolge halten: Innerhalb weniger Monate wiesen sie Rückfallraten von bis zu 90–95% auf (Übersicht und Analyse in: Drake et al. 1998).

Somit ist die Effektivität kurz- bis mittelfristiger, intensiver Programme ohne anschließende längere ambulante Behandlung als begrenzt zu bewerten. Die hohen Drop-out-Raten könnten bedeuten, dass die meisten DD-Patienten nicht in der Lage sind die Dichte an therapeutischen Interventionen dieser Programme zu tolerieren. Andere Studien deuten daraufhin, dass ein größerer Anteil von DD-Patienten von niedrigschwelligen, aber auf einen längeren Zeitraum angelegten integrierten Therapiemaßnahmen (1,5–4 Jahre!!) mit dem Schwerpunkt im ambulanten Sektor langfristig profitieren können (z. B. Godley et al. 1994, Bartels et al. 1995, Drake et al. 1993b, 1997). Neben relativ niedrigen Drop-out-Raten von 0–25% wurden Stabilisierungen der Psychose mit Abnahmen der Hospitalisierungsfrequenz, Besserungen der sozialen Anpassung und deutliche Reduktionen der Konsummengen bis hin zur stabilen Remission der Sucht in 40–65% der Patienten berichtet. Auch wenn das hohe Ziel der Abstinenz häufig nicht erreicht wird, sind diese Teilerfolge beachtlich und sollten in ihrer Alltagsrelevanz nicht unterschätzt werden (Drake u. Mueser 2000, Drake et al. 2001).

Gemäß diesen Ergebnissen sollten Patienten mit der Doppeldiagnose Psychose und Sucht dann stationär aufgenommen werden, wenn eine Entgiftung ambulant nicht durchführbar erscheint und/oder eine psychotische Exazerbation stabilisiert bzw. eine Lebenskrise abgefangen werden muss (Drake u. Noordsy 1995, Greenfield et al. 1995). Die Schwerpunktsetzung der Behandlung von DD-Patienten muss jedoch eindeutig im ambulanten Sektor angesiedelt sein und sich hauptsächlich auf langfristig angelegte, niedrigschwellige Programme konzentrieren, die dem häufig chronisch-rezidivierenden Verlauf von Psychosen *und* Sucht gerecht werden.

4.1.3 Abstinenzfordernd oder abstinenzorientiert?

Traditionelle suchttherapeutische Einrichtungen stellen üblicherweise hohe Anforderungen an die Abstinenzmotivation ihrer Klienten. Wer einen Therapieplatz für eine Entwöhnungsbehandlung erhalten will, muss in der Regel durch starke Entschlossenheit für diesen Weg überzeugen und einen hohen Grad an Einschränkungen und externalen Kontrollen akzeptieren. Rückfälle bedeuten immer noch häufig das Ende der stationären Behandlung. Wer diesen harten Weg geht, muss klar vor Augen haben, wofür sich die Anstrengung lohnt, und er muss auch eine Hoffnung bzw. Zuversicht haben, dass er mit entsprechender Hilfe sein Ziel erreichen kann. Viele Patienten sind jedoch von diesen abstinenzfordernden Therapieangeboten nicht erreichbar, entweder, weil sie die Notwendigkeit bzw. den Sinn einer absoluten Abstinenz nicht einsehen oder weil sie keine Hoffnung (mehr) haben, dass sie sich von ihrer Sucht befreien könnten.

Patienten mit der Doppeldiagnose Psychose und Sucht (DD-Patienten) erscheinen häufig wenig motiviert ihre Konsumgewohnheiten zu ändern. Bei einer großen Studie mit 224 DD-Patienten sahen mehr als 50% keine Notwendigkeit bzw. keinen Sinn darin, ihren Konsum – überwiegend Alkohol, Cannabis und Kokain – zu reduzieren (Ziedonis u. Trudeau 1997). Auf der einen Seite fällt es vielen Patienten schwer nachzuvollziehen, dass ihr Konsum tatsächlich gesundheitsschädigend sein und mit ihrer Psychose interferieren soll. Dies trifft nach unserer Erfahrung insbesondere für Cannabis zu, dessen Gebrauch stark verbreitet ist und in weiten Kreisen als harmlos gilt. Auf der anderen Seite entfallen bei vielen Psychosepatienten mit ungünstigem Verlauf die ansonsten für eine Abstinenzmotivation entscheidenden Ziele: Wenn man z. B. langzeitarbeitslos oder erwerbsunfähig ist, dann spielt es keine Rolle, ob man morgens in der Lage ist pünktlich aufzustehen. Und wenn man keinen Partner hat und zurückgezogen lebt, gibt es auch keinen, der sich durch den Konsum gestört fühlt, sodass eine Trennung oder Distanzierung zu befürchten wäre. Folglich entfällt auch in diesem Fall die Grundlage der Abstinenzmotivation, die für viele Suchtpatienten einen entscheidenden Motor darstellt. DD-Patienten sind häufig durch ihre Lebensumstände frustriert, und sie haben so wenig Zuversicht und Vertrauen in ihre Fähigkeiten, dass sie nicht in der Lage sind auf die kurzfristige Entlastung oder Dämpfung durch den Konsum zu verzichten (Levy 1993).

Aus den genannten Gründen erscheint es nicht sinnvoll die Abstinenz oder eine langfristige Abstinenzmotivation als Voraussetzung für die Behandlung von DD-Patienten zu definieren. Vielmehr könnte die Stärkung der Abstinenzmotivation und der Abstinenzzuversicht ein wichtiges mittelfristiges Behandlungsziel für die Mehrzahl der DD-Patienten sein (Levy 1993). Integrierte Behandlungsprogramme mit einem Schwerpunkt auf motivationale Interventionen gehören zu den erfolgreichsten Programmen (Drake et al. 1993, Mercer-McFadden et al. 1997, Ziedonis u. Trudeau 1997; solche, die die Abstinenzmotivation voraussetzen und keine motivationale Interventionen enthalten, weisen hohe Drop-out Raten und unzureichende Langzeiteffekte auf (z. B. Kofoed et al. 1986, Lehman et al. 1993, Hellerstein et al. 1995, Übersichten in Drake et al. 1993a, 1998, 2001). Bei zwischenzeitlichen stationären Aufenthalten und tagesklinischen Behandlungen kommt man u. E. nicht umhin strengere Grenzen zu setzen und eine zeitlich begrenzte Abstinenz bzw. Abstinenzmotivation für die Dauer des Aufenthaltes zu fordern. Ansonsten erscheint es jedoch legitim das Verbleiben bzw. Halten des Patienten in der Therapie im Sinne der *„harm reduction"* als das erste Behandlungsziel anzusehen, um mittelfristig an dem Abstinenzziel zu arbeiten und den Patienten dafür zu stärken (Drake u. Mueser 2000, Drake et al. 2001).

4.1.4 Multiprofessionelle aufsuchende Arbeit, Soziotherapie

Den supportiven, fürsorglichen sozialpsychiatrischen Maßnahmen wird eine wichtige Rolle bei der Behandlung der DD-Patienten zugeschrieben. Dies leuchtet unschwer ein, wenn man sich das Ausmaß der Einschränkungen bzw. Defizite dieser Patienten vor Augen führt. DD-Patienten werden in den meisten erfolgreichen Programmen interdisziplinär in multiprofessionellen Teams betreut, die ärztliche und psychologische Beratung und Behandlung mit psychiatrischer Pflege und Unterstützung in verschiedenen sozialen Bereichen verbinden, wie z.B. beim selbstständigen Wohnen, der Alltagsstrukturierung und Freizeitgestaltung, bei Behördengängen, finanziellen Angelegenheiten und in Richtung einer beruflichen Integration (Übersichten in: Ziedonis u. D'Avanzo 1998, Drake et al. 1998, Wingerson u. Ries 1999, Drake et al. 2001).

Sozialarbeiter und/oder psychiatrisches Pflegepersonal suchen die Patienten regelmäßig zu Beginn der Behandlung in ihrer häuslichen Umgebung auf, um sich ein besseres Bild von ihrer Lebenssituation zu machen. Diese aufsuchende Arbeit hat nach den Erfahrungen mehrerer Autoren auch einen starken motivationsfördernden Effekt bei den Patienten, die ansonsten häufig wenig Interesse und Anteilnahme anderer Menschen an ihrem Leben erfahren. Erst nach solchen motivationsfördernden Maßnahmen lassen sich manche Patienten enger an das Behandlungsprogramm anbinden (Drake u. Noordsy 1994, Mercer-McFadden et al. 1997, Ho et al. 1999). Auch im weiteren Verlauf der Behandlung erfolgen Hausbesuche in größeren Abständen. Schließlich eröffnet die Arbeit in multiprofessionellen Teams die Möglichkeit einen Patienten fürsorgend in seinem häuslichen Umfeld aufzusuchen, wenn er zu vereinbarten Terminen nicht erscheint und Anlass zur Sorge besteht.

4.1.5 Für welche Patienten?

Angesichts der Komplexität der integrierten DD-Behandlung ist es wichtig zu überlegen welche Patienten diese aufwändige Behandlung benötigen und welche davon am ehesten profitieren. Patienten mit einem Abhängigkeitssyndrom sollte auf jeden Fall das Angebot einer integrierten Behandlung gemacht werden, da sie durch die Suchtstörung am schwersten beeinträchtigt sind. Dennoch werden sich Patienten mit schweren Abhängigkeitssyndromen auch schwerer in Therapieprogramme einbinden lassen. Patienten mit einem Substanzmissbrauch sollten ebenfalls das Angebot einer integrierten Behandlung erhalten: Erwartungsgemäß lassen sich diese Patienten eher in ambulante Therapieprogramme einbinden, und sie zeigen höhere Remissionsraten als Patienten mit Abhängigkeit (Bartels et al. 1995). Somit erscheinen die Erfolgschancen bei Patienten mit Missbrauch besser, und eine Progression in Richtung Abhängigkeit könnte möglicherweise verhindert werden.

Darüber hinaus sollten die vermutete biologische Vulnerabilität schizophrener Patienten für eine Suchtentwicklung (vgl. Abschnitt 2.3) und die erhöhte Vulnerabilität dieser Patienten für das Auftreten psychotischer Symptome unter entsprechenden Substanzen berücksichtigt werden. Unter diesen Aspekten könnte es sinnvoll sein einzelne Elemente der DD-Behandlung in die Therapie von Patienten mit schizophrenen Psychosen, deren Konsum zwar riskant erscheint, aber (noch) nicht die Kriterien eines Missbrauchs erfüllt, zu integrieren. So könnte es u. U. im Sinne einer Sekundärprävention wirksam sein, wenn ein Psychosepatient im psychoedukativen Training von Therapeuten und Mitpatienten über die Gefahren der Induktion oder Verstärkung von psychotischen Symptomen durch bestimmte Drogen bei gegebener Veranlagung erfährt. Schließlich ist es denkbar, dass selbst Psychosepatienten, die keinen Substanzkonsum betreiben, die jedoch aufgrund ihrer sozialen Situation und der vermuteten biologischen Vulnerabilität gefährdet erscheinen, von entsprechenden psychoedukativen Maßnahmen profitieren könnten (vgl. auch Ziedonis u. D'Avanzo 1998, Chambers et al. 2001). Dieser präventive Aspekt psychoedukativer Maßnahmen erscheint aus der klinischen Erfahrung nahe liegend, ist jedoch bisher nicht empirisch untersucht worden.

4.2 Elemente der integrierten Behandlung

Bis hier können wir resümieren, dass wir die höchste Effektivität in der Behandlung von DD-Patienten von Programmen erwarten dürfen, die langfristig angelegt sind, überwiegend offen bzw. ambulant durchgeführt werden, abstinenzorientiert sind, aber nicht starr die Abstinenz voraussetzen, und Aspekte der traditionellen psychiatrischen Krankenversorgung *und* der Suchttherapie in einem Setting integrieren (Minkoff 1989, Ziedonis u. Fisher 1994, Ziedonis u. Trudeau 1997, Drake et al. 1998, Drake u. Mueser 2000). Solche Programme können idealerweise in spezialisierten, multidisziplinären Einheiten, wie z.B. Institutsambulanzen, realisiert werden, die gleichzeitig soziale und berufliche Rehabilitationsarbeit bieten und aufsuchende Arbeit leisten können, und von denen aus auch kurzfristig erforderliche stationäre Interventionen leichter zu organisieren sind (Ziedonis u. Trudeau 1997, Drake et al. 1998, Ho et al. 1999).

Welche sind jedoch die wirksamen Einzelelemente einer erfolgreichen Behandlung von DD-Patienten? Drake et al. (1998) analysierten 36 bis dahin publizierte Therapiestudien und fanden, dass die erfolgreichsten Programme auf einer individuell auf das Motivationsstadium des jeweiligen Patienten ausgerichteten Motivationsarbeit basierten. Die seither publizierten Studien (Bennett et al. 2001, Barrowclough et al. 2001) entsprechen in ihren Kernaussagen dieser wichtigen Übersichtsarbeit von Drake et al. (1998). Die meisten international erprobten Programme entsprechen eklektischen Behandlungsmodellen mit Pharmakotherapie, Elementen aus der Motivationsbehandlung abhängiger Patienten, Psychoedukation, Verhaltenstherapie und Selbsthilfegruppen. In den folgenden Abschnitten werden die einzelnen Elemente wirksamer Behandlungsprogramme für DD-Patienten näher beschrieben.

4.2.1 Pharmakotherapie

Die Grundlage der Behandlung von DD-Patienten ist eine gute und möglichst nebenwirkungsarme Pharmakotherapie. Im Sinne der langfristigen Compliance ist es wichtig, soweit wie möglich auf Vorstellungen und Wünsche der Patienten einzugehen und Klagen oder Ängste über objektiv feststellbare oder auch „nur" subjektiv wahrgenommene Nebenwirkungen zu berücksichtigen.

■ **Neuroleptika.** Die neuroleptische Medikation nimmt die zentrale Stellung in der Pharmakotherapie von Psychosen aus dem schizophrenen Formenkreis ein. Sie dient sowohl der Symptomsuppression und Remission psychotischer Episoden als auch der Rezidivprophylaxe. Klassische Neuroleptika (NL) (z.B. Haloperidol, Flupenthixol, Fluphenazin u.a.) wirken vornehmlich als Antagonisten am Dopamin-D2-Rezeptor. Sie haben eine gute antipsychotische Wirksamkeit bzgl. der Positivsymptomatik (Wahn, Halluzinationen, Ich-Störungen u.a.), sind jedoch oft wenig effektiv gegen Negativsymptome (Antriebstörung, Rückzugstendenzen, Anhedonie) und kognitive Störungen (Aufmerksamkeits- und Konzentrationsdefizite, Ablenkbarkeit, Kurzzeitgedächtnisstörungen). Vielmehr können klassische NL bei manchen Patienten Aspekte der Negativsymptomatik, insbesondere die Anhedonie, und möglicherweise auch kognitive Defizite verstärken (Gauldi 1983, Arnt u. Skarsfeldt 1998). Hierfür könnte die Blockade der Dopaminrezeptoren im frontalen Kortex entscheidend sein. Ferner sind klassische NL mit einer hohen Rate an extrapyramidalmotorischen Nebenwirkungen behaftet, die für die Patienten subjektiv sehr belastend sind.

Wie bereits erwähnt (s. Kapitel 3) respondiert die psychotische Symptomatik von DD-Patienten grundsätzlich gleich gut auf die neuroleptische Medikation wie die Symptomatik von „reinen" Psychosepatienten. Allerdings gibt es keine überzeugenden Hinweise, dass klassische NL das Konsumverhalten von DD-Patienten günstig beeinflussen. Die Summe der oben erwähnten ungünstigen Effekte der klassischen NL könnten sogar bei manchen DD-Patienten die Tendenz zum Substanzmissbrauch verstärken (Übersicht in Lee u. Meltzer 2001). Neben dem klinischen Eindruck sprechen auch einzelne tierexperimentelle Befunde dafür, dass klassische NL die biologischen Grundlagen einer Suchtentwicklung verstärken könnten. Beispielsweise wurde berichtet, dass Ratten, die chronisch Haloperidol erhielten, eine verstärkte Sensitisierung bzgl. der psychomotorischen Effekte von Kokain entwickelten (LeDuc u. Mittleman 1993). Im Gegensatz hierzu scheint das atypische NL Clozapin die positiven Effekte von Kokain bei Ratten abzuschwächen (Kosten u. Nestler 1994).

Im Vergleich zu den klassischen haben atypische NL ein anderes Rezeptor- und Wirkungs-/Nebenwirkungsprofil (Collaborative Working

Group on Clinical Trial Evaluations 1998a, 1998b, Arnt u. Skarsfeldt 1998). Das Rezeptorprofil der meisten atypischen NL ist breiter und umfasst als vermutlich wichtigste Elemente eine deutliche Blockade der Dopamin-D1- und/ oder der Serotonin-5HT2-Rezeptoren sowie eine differenzielle Blockade der mesolimbischen im Vergleich zu den mesostriatalen Dopamin-D2-Rezeptoren. Atypische NL sind effektiver in der Behandlung der Negativsymptomatik und depressiver Befindlichkeitsstörungen von schizophrenen Patienten. Mehrere Studien konnten zeigen, dass unter Clozapin, dem Prototyp der atypischen NL, die Suizidalität psychotischer Patienten deutlich abnimmt (Meltzer u. Okayli 1995). Neueste Untersuchungen sprechen dafür, dass atypische NL die kognitiven Defizite und Störungen der basalen Informationsverarbeitung bei schizophrenen Patienten günstig beeinflussen (Harvey u. Keefe 2001). Schließlich sind atypische im Vergleich zu den klassischen NL mit deutlich weniger extrapyramidalmotorischen Nebenwirkungen behaftet.

Sind jedoch atypische den klassischen NL auch hinsichtlich der Suchtkomponente bei DD-Patienten überlegen? In der Tat ergaben mehrere Studien aus den letzten Jahren, dass DD-Patienten, die auf atypische NL eingestellt wurden, in der Folge ihre Konsummengen reduzieren konnten (Übersichten in: Buckley 1998, Green et al. 1999, Lee u. Meltzer 2001). Dieser Effekt könnte sowohl indirekt bzw. sekundär aus dem günstigeren Wirkungs-/Nebenwirkungsprofil der atypischen NL hinsichtlich der psychotischen Symptomatik resultieren als auch einer direkten pharmakologischen Beeinflussung von biologischen Grundmechanismen der Suchtentstehung und -aufrechterhaltung entsprechen.

Erste Hinweise auf die Effektivität atypischer NL bei DD-Patienten stammten aus Fallberichten und kleinen retrospektiven Untersuchungen, die nach Einstellung auf Clozapin eine deutliche Reduktion des Konsums und eine Abnahme des süchtigen Verlangens („*craving*") nach Alkohol, Stimulanzien oder Cannabis beschrieben (Albanese et al. 1994, Yovell u. Opler 1994, Buckley et al. 1994, Marcus u. Snyder 1995). In der Folge berichteten Lee et al. (1998), dass DD-Patienten unter Clozapin eine stärkere Reduktion ihres Konsums erreichten im Vergleich zu DD-Patienten unter anderen NL. Schließlich untersuchten 2 neuere Studien retrospektiv (Zimmet et al. 2000) bzw. prospektiv (Drake et al. 2000) den klinischen Verlauf von DD-Patienten unter Clozapin und anderen NL und konnten in der Clozapingruppe ebenfalls eine deutliche Reduktion der Konsummengen und eine Besserung der Psychopathologie, insbesondere der Negativsymptomatik, feststellen. Interessanterweise mehren sich auch die Hinweise, dass Patienten mit schizophrenen Psychosen nach Ein- oder Umstellung auf Clozapin das Nikotinrauchen reduzieren, während der Zigarettenkonsum unter Haloperidol zunehmen kann (McEvoy et al. 1995a, 1995b, Marcus u. Snyder 1995, George et al. 1996). Allerdings war die Wahl des NL bei allen bisherigen Studien nicht nach einem randomisierten Design, sondern nach klinischen Gesichtspunkten erfolgt, sodass die Ergebnisse durch diesen Faktor möglicherweise erheblich konfundiert sind. Prospektive Studien mit randomisierter Zuordnung zu der Medikation liegen noch nicht vor, sind jedoch bereits im Gange (Drake et al. 2000).

Auch für Risperidon wurde eine gute Wirksamkeit bzgl. des Verlangens nach Kokain und Methamphetamin bei DD-Patienten gezeigt (Smelson et al. 1997, Misra u. Kofoed 1997). Ferner sprechen vorläufige Daten dafür, dass Olanzapin bei behandlungsresistenten schizophrenen Patienten mit Substanzmissbrauch erfolgreich eingesetzt werden kann (Conley et al. 1997). Schließlich wurde kürzlich berichtet, dass DD-Patienten mit Kokain- oder Amphetaminabusus nach Umstellung von klassischen NL auf das neuere atypische NL Quetiapin eine Abnahme ihres Verlangens nach Kokain berichteten und sich bzgl. ihres allgemeinen psychischen Zustandes, insbesondere der depressiven Symptomatik, besserten (Brown et al. 2002).

Auf der anderen Seite darf der Vorteil der Verfügbarkeit vieler klassischer NL als Depotpräparate nicht außer Acht gelassen werden. Bei grundsätzlich vorhandener Behandlungsbereitschaft bietet die Depotmedikation eine wertvolle zusätzliche Sicherheit. Risperidon könnte aus diesem Grund in der nächsten Zeit eine besondere Bedeutung bei der Behandlung von DD-Patienten erlangen, zumal es seit neustem als erstes atypisches NL in Depotform erhältlich ist. Ob ansonsten dem Clozapin oder einem anderen atypischen NL bei DD-Patienten der Vorzug gegeben werden sollte, ist derzeit nicht gesichert, da vergleichende Studien bis dato gänzlich fehlen.

■ **Antidepressiva.** Psychotische Patienten erscheinen oft ängstlich oder sozial rückzügig, und sie leiden an depressiven Verstimmungen. Diese affektiven Symptome können während akuter Krankheitsepisoden neben der typischen psychotischen Positivsymptomatik existieren oder nach Remission der floriden Symptome vorübergehend im Vordergrund stehen oder aber in chronischen Erkrankungsstadien unter neuroleptischer Medikation die einzigen Symptome sein. Wenn die Ein- bzw. Umstellung auf ein modernes atypisches NL zur Besserung der depressiven Symptomatik nicht ausreicht, sollte die neuroleptische Medikation um ein Antidepressivum ergänzt werden. Die verbreitete Sorge, dadurch könne die Psychose wieder ausbrechen, ist empirisch nicht ausreichend belegt. Unter gleichzeitiger suffizienter Neurolepsie und bei Vermeidung besonders hoher Antidepressivadosen oder besonders antriebsteigernder Präparate erscheint die Zweizügeltherapie sicher und effektiv in der Behandlung depressiver Symptome schizophrener Patienten.

Dieser Aspekt erscheint bei DD-Patienten besonders wichtig, zumal depressive Symptome die Suchtproblematik dieser Patienten verstärken und zum ausgeprägteren Konsum von Alkohol, Cannabis oder multiplen Substanzen führen können. Zwar ist die empirische Evidenz für diesen Zusammenhang bei teils widersprüchlichen Studienergebnissen nicht eindeutig (Cuffel et al. 1993, Brunette et al. 1997, Übersicht in: Krystal et al. 1999), aus der klinischen Erfahrung heraus erscheint er jedoch nahe liegend. Bei manchen DD-Patienten wird eine deutlichere depressive Symptomatik erst in der Abstinenz sichtbar bzw. „demaskiert" (Covey et al. 1997, Siris et al. 1988). Einzelne Studien sprechen für die Wirksamkeit von trizyklischen Antidepressiva bei DD-Patienten mit Kokain- und Cannabisabusus (Siris et al. 1991, Ziedonis et al. 1992). Entsprechende Studien mit neueren SSRIs liegen unseres Wissens nicht vor, allerdings dürften sie wahrscheinlich ähnlich wirksam sein wie die älteren trizyklischen Präparate. Die Wahl eines bestimmten Antidepressivums sollte daher am ehesten anhand der üblichen, syndromal gerichteten Kriterien erfolgen.

■ **„Mood stabilizers".** Bei DD-Patienten mit schizoaffektiven Psychosen oder bei Patienten mit Impulsdurchbrüchen und hohem selbst- oder fremdaggressivem Potenzial sollte eine medikamentöse Prophylaxe bzw. Stimmungsstabilisierung nach den klinisch üblichen Kriterien erwogen werden. Als Präparate stehen Lithium, Carbamazepin und Valproinsäure zur Verfügung. Bei Kontraindikationen oder unzureichender Wirksamkeit der 3 genannten Substanzen können grundsätzlich auch neuere Substanzen aus der Gruppe der Antiepileptika probiert werden, bei denen eine Wirksamkeit bei bipolaren Psychosen angenommen, aber noch nicht ausreichend belegt ist. Studien mit „mood stabilizers" bei DD-Patienten existieren jedoch bisher nicht.

■ **Abstinenzunterstützende und Anti-craving-Substanzen, Substitution.** Grundsätzlich spricht nichts gegen die gezielte medikamentöse Behandlung der Suchtkomponente von DD-Patienten nach den gleichen Prinzipien wie bei „reinen" Suchtpatienten. Allerdings existieren hierzu nur sehr wenige Studien, die im Folgenden kurz referiert werden.

Der μ-Opiatrezeptor-Antagonist *Naltrexon* wird seit mehreren Jahren als abstinenzunterstützende Medikation bei motivierten Patienten mit Opiatabhängigkeit in der Erhaltungsphase angewandt. Durch die Besetzung der körpereigenen Opiatrezeptoren werden im Falle eines „Ausrutschers" (*„lapse"*) die positiven Substanzeffekte deutlich abgeschwächt erlebt. Das erneute Verlangen nach der Droge (*„craving"*) bleibt begrenzt und der „Ausrutscher" weitet sich nicht zum schweren Rückfall (*„relapse"*) aus (Übersichten in: Bonnet u. Gastpar 1999, Scherbaum 1999). In den letzten Jahren wurde Naltrexon auch in der Erhaltungstherapie alkoholabhängiger Patienten eingesetzt (Übersicht in: Mann 1999). In einer ersten Studie mit schizophrenen Patienten wurde gezeigt, dass Naltrexon zusammen mit NL gut vertragen wird (Sernyak et al. 1998). Kürzlich wurde in einer Studie mit 72 Patienten mit schizophrener oder affektiver Psychose und Alkoholabusus gezeigt, dass über 80% der Patienten unter

Naltrexon ihre Trinkmengen um mindestens 75% reduzieren konnten (Maxwell u. Shindermann 2000). Bei etwa 10% der Patienten musste jedoch die Medikation wegen Übelkeit abgesetzt werden.

Disulfiram wird ebenfalls als abstinenzunterstützende Medikation bei motivierten Patienten mit Alkoholabhängigkeit in der Erhaltungsphase angewandt (Übersicht in: Scherbaum 1999). Das Wirkprinzip entspricht jedoch, anders als bei Naltrexon, einer „Aversionstherapie": Disulfiram hemmt das Enzym Aldehyddehydrogenase, das normalerweise das Alkoholabbauprodukt Azetaldehyd metabolisiert. Im Falle eines „Ausrutschers" mit Alkohol kommt es zu einer Kumulation von Azetaldehyd und dadurch bedingt zu äußerst unangenehmen vegetativen Unverträglichkeitserscheinungen (Erbrechen, Übelkeit, Schwitzen, Kopfschmerzen, Blutdruckabfall, Tachykardie). Aus den USA wurde eine erfolgreiche Behandlung eines alkoholabhängigen, schizophrenen Patienten mit einer Kombination aus Clozapin und Disulfiram kasuistisch berichtet (Brenner et al. 1994). In einer kleineren offenen Studie war zuvor gezeigt worden, dass Disulfiram bei der Behandlung von DD-Patienten unterstützend sinnvoll sein kann (Kofoed et al. 1986). Allerdings erfordert Disulfiram eine sehr hohe Compliance vom Patienten, ist mit dem Risiko einer schweren Unverträglichkeitsreaktion bei Konsum von hohen Alkoholmengen behaftet und ist in Europa insgesamt wenig akzeptiert. So dürfte Disulfiram bei DD-Patienten letztlich nur in Ausnahmefällen in Betracht gezogen werden.

Hingegen könnte eine neuere, im Allgemeinen gut verträgliche Anti-craving-Substanz, das *Acamprosat*, zukünftig eine größere Bedeutung in der Behandlung von DD-Patienten mit Alkoholmissbrauch/-abhängigkeit erlangen. Hierzu existieren jedoch noch keine Studien. Ebenfalls fehlen Studien oder Erfahrungsberichte zur *Substitution* mit Methadon oder anderen neueren Präparaten bei opiatabhängigen DD-Patienten. Generell gilt jedoch auch hier, dass die Psychose grundsätzlich keine Kontraindikation für eine Substitution darstellt, sodass sie im Einzelfall nach klinischen Gesichtspunkten in Betracht gezogen werden sollte. Schließlich wurde unlängst eine kleine Studie mit 8 amphetaminabhängigen schizophrenen Patienten publiziert, bei denen eine Substitution mit D-Amphetamin zum großen Teil günstige Effekte auf die psychiatrische Symptomatik, das Ausmaß des illegalen Drogenkonsums und die Compliance mit der neuroleptischen Medikation hatte und in keinem Fall zur Exazerbation der Psychose führte (Carnwath et al. 2002). Auch dieser Ansatz muss jedoch vorläufig als experimentell betrachtet werden, und er sollte u. E. aufgrund der möglichen Risiken zunächst in größeren Studien überprüft werden.

■ **Weitere Medikamente.** Benzodiazepine können auch bei DD-Patienten zeitlich begrenzt sinnvoll eingesetzt werden. Im Allgemeinen ist jedoch gegenüber Benzodiazepinen aufgrund ihres Missbrauchspotenzials Zurückhaltung geboten.

4.2.2 Stärkung der Abstinenzmotivation, stadiengerechte Interventionen

Die Stärkung der Abstinenzmotivation wird heute als ein zentraler Bestandteil jeder Behandlung von Suchtpatienten angesehen (Übersichten in: Scherbaum 1999, Drake et al. 2001). Hinsichtlich der Grundlagen und Prinzipien der Motivationsbehandlung („*motivational enhancement therapy*"=MET) wird hier auf die ausführlichen Beschreibungen von Miller u. Rollnick (1991) und Miller et al. (1992) verwiesen. Zusammenfassend basiert die MET auf der Erkenntnis, dass die Abstinenzmotivation keine statische Größe darstellt, dass es also mit anderen Worten weder den *motivierten* noch den *unmotivierten* Patienten per se gibt. Vielmehr durchlaufen Menschen mit Suchtproblemen regelmäßig verschiedene Stadien oder Stufen ihrer Motivationslage zur Abstinenz. Das 5-stufige Motivationsmodell von Prochaska u. DiClemente (1986) ist ein Kreismodell und sieht die Stadien der Absichtslosigkeit, der Absichtsbildung, der Vorbereitung, der Handlung und der Aufrechterhaltung vor (s. Abb. 5).

Die ersten 2 Stadien werden als Stadien niedriger Motivation angesehen (Ziedonis u. Trudeau 1997). Im Stadium der *Absichtslosigkeit* ist dem Betroffenen seine Suchtproblematik nicht bewusst bzw. sie wird geleugnet. Folglich zieht er keine Änderung in Richtung Konsumreduktion oder Abstinenz in Betracht. Im Stadium der *Absichtsbildung* entwickelt der Betroffene Einsicht in seine Suchtproblematik. Er akzeptiert, dass der Kon-

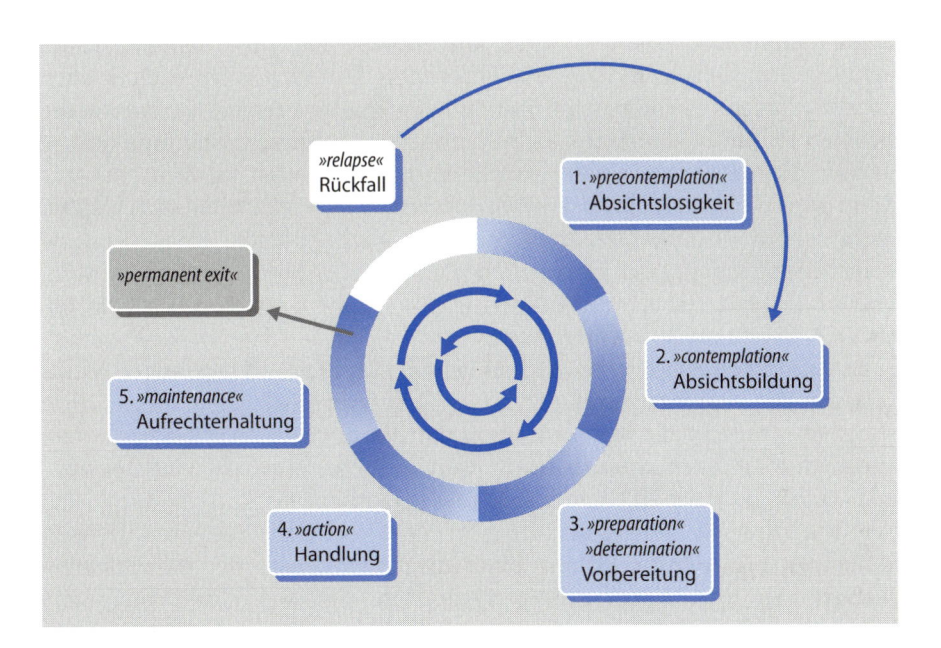

Abb. 5. Kreisförmiges Modell der Abstinenzmotivation (n. Prochaska u. DiClemente 1986)

sum negative Folgen für ihn hat, und beginnt über eine Einschränkung seines Konsums oder gar über Abstinenz nachzudenken. Er hat jedoch noch keine Entscheidung getroffen, weil der Konsum auch unmittelbar subjektive positive Effekte hat, auf die er noch nicht bereit ist zu verzichten. In anderen Fällen kann dem Betroffenen die Suchtproblematik durchaus bewusst sein, es fehlen jedoch die Zuversicht und das Vertrauen in die eigene Fähigkeit etwas daran zu ändern bzw. es fehlen die Ziele, für die der Versuch etwas zu verändern sich lohnen würde.

Im günstigen Fall folgen die 3 Stadien höherer Motivation: Im Stadium der *Vorbereitung* neigt sich die „Entscheidungswaage" bereits deutlich in Richtung Änderung: Der Betroffene hat akzeptiert, dass er seinen Konsum reduzieren oder einstellen muss und er bereitet sich aktiv darauf vor. Im *Handlungsstadium* werden die erforderlichen Schritte der Veränderung unternommen: Der Betroffene übt sich allein oder mit professioneller Hilfe (ambulante oder stationäre Entgiftung/Entwöhnung) in Abstinenz. Nachdem das Handlungsstadium innerhalb von ca. 2–6 Monaten erfolgreich durchlaufen wurde, tritt der Patient in das Stadium der *Aufrechterhaltung* ein. In diesem entscheidenden Stadium, das durchaus mehrere Jahre andauern kann, werden die erzielten Veränderungen gefestigt und das Befinden stabilisiert. Wesentliches Ziel in diesem Stadium ist die Vorbeugung eines Rückfalls.

Aus dem Stadium der Aufrechterhaltung heraus kann es den anhaltenden Ausstieg aus der Sucht oder aber einen *Rückfall* geben. Im weiteren Verlauf können nach einem Rückfall die Stadien der Abstinenzmotivation erneut durchlaufen werden, wobei die meisten Patienten den Zyklus im Stadium der Absichtsbildung wiederbetreten. Dennoch ist es wichtig auch den Rückfall als ein normales und zu erwartendes Ereignis innerhalb des skizzierten Veränderungszyklus zu betrachten. In diesem Stadium geht es darum, die Zuversicht nicht zu verlieren und möglichst rasch in das Stadium der Absichtsbildung zurückzutreten. Viele Patienten durchlaufen mehrmals diese Motivationsstadien, wobei auch Rückschritte – im Sinne einer Bewegung gegen den Uhrzeigersinn (vgl. Abb. 5) – möglich sind, und sie können erst nach mehreren Rückschlägen oder Rückfällen dauerhaft die Abstinenz aufrechterhalten.

Die einzelnen Motivationsstadien lassen sich mehr oder weniger scharf voneinander abgrenzen und sie können unterschiedlich lange dauern. Ein wichtiges Prinzip der MET ist, dass die Abstinenzmotivation nicht von außen diktiert oder „verschrieben" werden kann, sondern vom Betroffenen selbst „intrinsisch" generiert werden muss. Die Entscheidung und Verantwortung für oder gegen die Abstinenz liegt beim Patienten. Je nach aktuellem Motivationsstadium sind die Betroffenen für verschiedene Maßnahmen bzw. Hilfsangebote zugänglich. Ein zentrales Prinzip der MET bzw. der motivierenden Gesprächsführung („*motivational interviewing*") (Miller u. Rollnick 1991, Miller et al. 1992) ist somit die Anpassung der therapeutischen Interventionen an das aktuelle Motivationsstadium des Betroffenen. Nur durch stadiengerechte Interventionen kann der Therapeut den Patienten bei seiner Vorwärtsbewegung im Motivationszyklus effektiv unterstützen. Zugleich werden somit aufwändige, aber unnötige bzw. primär zum Scheitern verurteilte Bemühungen vermieden: So ist es eigentlich selbstverständlich, dass ein Patient in einem niedrigen Motivationsstadium nicht bereit sein wird bei einer Verhaltenstherapie mit dem Fokus auf Rückfallprävention mitzuarbeiten, bzw. er wird davon wenig profitieren (Ziedonis u. D'Avanzo 1998, Drake u. Mueser 2000).

Die niedrigen Motivationsstadien und das Stadium der Vorbereitung sind die Domänen der MET. Der Therapeut akzeptiert und respektiert den Patienten *mit* seinem Konsum und gibt erst einmal keine direkten Ratschläge oder gar Aufträge hinsichtlich einer Abstinenz. Wesentliches Ziel des Therapeuten ist zunächst vom Patienten akzeptiert zu werden und eine positive, vertrauensvolle therapeutische Beziehung aufzubauen, in der es möglich sein wird das Suchtproblem behutsam anzusprechen. Im Weiteren wird die Bereitschaft des Patienten für eine offenere Auseinandersetzung mit dem Suchtproblem gefördert. Der Therapeut nimmt Einfluss auf die „Entscheidungswaage" (Argumente für und wider die Fortsetzung des Konsums), indem er den Patienten auf die kurzfristige Natur der Pros und auf die Kontras stößt und den Patienten dazu bringt *selbst Motivationsäußerungen zu machen*. Ferner unterstützt er ihn dabei, Wege zur Abstinenz und Hilfsmöglichkeiten bzw. Ressourcen zu erkennen, ohne ihm vorschnell fertige Lösungen anzubieten, für die er noch nicht reif wäre. Informationsvermittlung bzw. Aufklärung über die gesundheitlichen Auswirkungen des Konsums generell (Psychoedukation, s. auch Abschnitt 4.2.3) und bei dem Patienten selbst (z.B. anhand von Laborwerten) sind äußerst wichtig.

Im Stadium der Vorbereitung geht es darum den Patienten bei der Entwicklung eines effektiven und realistischen Änderungsplans zu unterstützen, Hilfsmöglichkeiten und Verhaltensalternativen zu erarbeiten, Techniken und Bewältigungsstrategien zu vermitteln, das gesunde Selbstvertrauen zu stärken, aber auch vor überstarken Erfolgserwartungen und nachfolgenden Enttäuschungen zu schützen.

Miller u. Rollnick (1991) beschrieben 5 Grundprinzipien der therapeutischen Haltung, die hinsichtlich Förderung der intrinsischen Abstinenzmotivation entscheidend sind:

1. „*Express empathy*": Der Therapeut drückt Verständnis aus. Er ist empathisch, akzeptiert den Patienten, wie er ist, respektiert seinen Willen sowie seine Entscheidungen und unterstützt ihn dennoch in seinen Bemühungen um Veränderung. Er hört zu und vermeidet offene Kritik.
2. „*Develop discrepancy*": Der Therapeut hilft dem Patienten die Diskrepanz bzw. den Abstand zwischen seinem aktuellen Zustand und seinen

Wunschzielen sowie den Beitrag der Suchtproblematik zu diesem Abstand zu erkennen (Wo bin ich? Wo will ich sein? Pros und Kontras vermitteln).
3. *„Avoid argumentation"*: Der Therapeut vermeidet die vorschnelle Konfrontation des Patienten mit seinem Verhalten bzw. versucht ihn nicht mit Argumenten davon zu überzeugen, dass er ein Suchtproblem hat. Diese therapeutische Haltung würde den Patienten in die Defensive treiben und am ehesten ein verteidigendes, oppositionelles Verhalten bei ihm hervorrufen. Der Therapeut unterstützt den Patienten sein Suchtproblem selbst zu erkennen.
4. *„Roll with resistance"*: Der Therapeut erkennt, aber benennt nicht den Widerstand des Patienten. Er lässt den Inhalt von Widerstandsäußerungen gelten und versucht ihn zu „umschiffen".
5. *„Support self-efficacy"*: Der Therapeut unterstützt und stärkt den realistischen Optimismus des Patienten, sein Selbstvertrauen bzw. die Zuversicht in seine Fähigkeit zur Veränderung. Ohne diese *Selbstwirksamkeit* bzw. Hoffnung etwas verändern zu können, würde das Problembewusstsein allein nicht ausreichen. Im Gegenteil, ohne Hoffnung würde das Erleben der Ausweglosigkeit eher noch stärkere defensive Mechanismen wie Verleugnung und Rationalisierung mobilisieren, um die Situation erträglicher zu machen.

Im Handlungs- und Aufrechterhaltungsstadium verschiebt sich der Schwerpunkt der Psychotherapie von der MET auf verhaltenstherapeutische Techniken des Aufbaus sozialer Kompetenzen im Allgemeinen und speziell in Bezug auf den Konsumkontext sowie der Rückfallprävention und des Rückfallmanagements (vgl. Abschnitt 4.2.4). Motivationale Interventionen mit dem Fokus auf der Anerkennung des bereits Geleisteten und die weitere Stärkung der Abstinenzmotivation sind jedoch weiterhin sinnvoll.

Die motivierende Gesprächsführung ist eine überaus wirksame psychotherapeutische Technik, die zudem mit vergleichsweise wenigen Therapiestunden auskommt. Im Projekt MATCH (Vergleich dreier Psychotherapieverfahren bei alkoholkranken Männern) waren 4 MET-Sitzungen genauso effektiv wie eine kognitiv-verhaltenstherapeutische Behandlung oder ein 12-Stufen-Programm über je 12 Sitzungen (Miller et al. 1992). Selbst Kurzinterventionen von nur einer Sitzung nach den Prinzipien der motivierenden Gesprächsführung scheinen effektiv zu sein (Martino et al. 2000, Bundeszentrale für gesundheitliche Aufklärung 2001). Die MET kann als hoch strukturierte, manualisierte Therapie durchgeführt werden. Darüberhinaus können aber (und sollten) Elemente bzw. die Grundprinzipien der MET generell in die therapeutische Haltung und den Kommunikationsstil von Suchttherapeuten inkorporiert werden.

Selbstverständlich darf nicht außer Acht gelassen werden, dass die MET primär für Suchtpopulationen ohne schwerwiegende psychiatrische Komorbidität entwickelt wurde. Bei der Durchführung der MET bei DD-Patienten müssen 2 Besonderheiten berücksichtigt werden: Zunächst müssen die Interventionen an die häufig eingeschränkte kognitive Leistungsfähigkeit und Konzentrationsfähigkeit schizophrener Patienten angepasst werden. Des Weiteren darf die häufig sehr schlechte soziale Situation der DD-Patienten nicht außer Acht gelassen werden, zumal diese oft den Schlüssel zum Verständnis der niedrigen Abstinenzmotivation dieses Klientels bietet (Carey et al. 2001, Martino et al. 2002). So entfällt z.B. bei vielen DD-Patienten die Motivation trocken zu bleiben, um den Job zu behalten oder die Scheidung zu vermeiden, weil sie ohnehin keinen Job und keine eigene Familie haben. Auf der anderen Seite kann aber ein(e) DD-Patient(in) den Wunsch haben das Sorgerecht für die Kinder zurückzuerlangen oder er (sie) kann befürchten wieder obdachlos zu werden. Die Aufgabe des Therapeuten besteht darin, diese legitimen Bestrebungen/Befürchtungen des Patienten zu erkennen, sie ihm zu spiegeln und ihn zu unterstützen auf deren Boden eine Abstinenzmotivation zu entwickeln (Bellack u. Gearon 1998).

Bei Berücksichtigung der oben umrissenen Besonderheiten werden die Grundprinzipien der MET als die Basis der Behandlung von DD-Patienten angesehen (Ziedonis u. Trudeau 1997, Bellack u. Gearon 1998, Ziedonis u. D'Avanzo 1998, Bellack u. DiClemente 1999, Bennett et al. 2001, Drake et al. 2001). Auch bei der Behandlung von DD-Patienten ist es entscheidend die verschiedenen therapeutischen Interventionen dem jeweiligen Motivationsstadium des Patienten anzupassen. Dieses Prinzip wird im *„motivation based dual diagnosis treatment"* (MBDDT) (Ziedonis u. Fisher 1996, Ziedonis u. Trudeau 1997) explizit genannt. Im Sinne der stadiengerechten Interventionen bedeutet es, dass bei wenig motivierten Patienten der Schwerpunkt der Behandlung zunächst in motivationalen Interventionen und Psychoedukation liegen muss, und die suchtbezogenen verhaltenstherapeutischen Maßnahman erst in fortgeschritteneren Behandlungsstadien zum Einsatz kommen (Drake u. Mueser 2000, vgl. auch Abschnitte 5.2, 5.3). Kürzlich wurde eine 4-stündige strukturierte Gruppentherapie mit Psychodramaelementen nach den Prinzipien der MET für DD-Patienten beschrieben, die in dem Setting einer Akutaufnahmestation durchgeführt wurde und ihren Schwerpunkt in der Stärkung der „Entscheidungswaage" (*„decisional balance"*) hatte (VanHorn u. Bux 2001).

Ausnahmslos *alle* erfolgreichen Therapieprogramme für DD-Patienten enthalten Elemente der MET (Übersichten in: Drake et al. 1998, 2001). Inzwischen sprechen mehrere Studien dafür, dass selbst motivationale *Kurz*interventionen äußerst effektiv bei DD-Patienten sein können. Eine kleine Studie mit 23 tagesklinisch (TK) behandelten Patienten zeigte, dass ein einziges Gespräch nach den Prinzipien des *„motivational interviewing"* (MI) vor der Aufnahme mit besseren Ergebnissen hinsichtlich der Regelmäßigkeit des TK-Besuches, der Länge der Behandlung und der Konsummengen assoziiert war (Martino et al. 2000). Eine weitere Studie mit 93

DD-Patienten ergab, dass diejenigen Patienten, die ein 15-minütiges Feedback über die gesundheitlichen Auswirkungen des Konsums und ein 1-stündiges motivierendes Gespräch vor der Entlassung aus der stationären Behandlung hatten, signifikant häufiger zu ihrem ersten ambulanten Termin erschienen (Swanson et al. 1999). Bemerkenswert ist schließlich eine Studie mit 120 stationären DD-Patienten mit Alkoholmissbrauch, die nach Stabilisierung ihrer psychiatrischen Grunderkrankung und vor Entlassung randomisiert entweder ein einziges Gespräch nach den MI Prinzipien (n = 62) oder ein Informationspaket über die Alkoholwirkungen (n = 58) erhielten: Bei der Nachuntersuchung 6 Monate später hatten die MI-Patienten ihre Trinkmengen signifikant stärker reduziert als die Patienten der Informationsgruppe (Hulse u. Tait 2002). In der Zusammenschau darf festgehalten werden, dass motivationale Interventionen bei DD-Patienten ökonomisch und hochgradig effektiv sind.

4.2.3 Psychoedukation

Psychoedukative Maßnahmen sind heutzutage fester Bestandteil der Behandlung schizophrener Patienten in ambulanten und stationären Settings. Unter Psychoedukation versteht man in erster Linie die Wissensvermittlung bzw. Aufklärung über Ursachen, Frühwarnzeichen, Akutsymptome, Langzeitauswirkungen und Behandlung der Psychose. Die Vermittlung von Informationen macht den Patienten zu einem Partner im therapeutischen Prozess und wirkt sich günstig auf die Behandlungsbereitschaft aus (Buttner 1995, Hornung 2000). Darüber hinaus erhebt die Psychoedukation schizophrener Patienten den Anspruch dem Patienten zum adäquateren Umgang mit Krankheitssymptomen und zu einer effektiveren Bewältigung von Alltags- und zwischenmenschlichen Problemen zu verhelfen. Demnach muss die Psychoedukation als eine wichtige psychotherapeutische Methode mit deutlicher Nähe zur kognitiven Verhaltenstherapie betrachtet werden (Kieserg u. Hornung 1996, Hornung 2000).

Bei zusätzlicher Einbeziehung der Angehörigen lassen sich durchaus messbare Effekte der Psychoedukation auf den Krankheitsverlauf erzielen (Übersicht in Buttner 1995). Diese wichtige Intervention wird im stationären Rahmen überwiegend manualisiert und in Form einer Gruppentherapie durchgeführt (z.B. Bäuml et al. 1995, Kieserg u. Hornung 1996). Darüber hinaus spielt die Psychoedukation in weniger systematisierter Form eine wichtige Rolle sowohl in den Einzelgesprächen mit schizophrenen Patienten als auch bei Familiengesprächen.

Psychoedukative Maßnahmen haben ihren Stellenwert auch in der Suchttherapie, wobei es hier klassischerweise um die Akut- und Langzeitwirkungen von Suchtstoffen und um Folgekrankheiten (z.B. AIDS, Hepatitis) und deren Vorbeugung geht.

Über die bereits erwähnten Inhalte hinaus steht bei DD-Patienten die Aufklärung über die reziproken Zusammenhänge zwischen Psychose und Sucht im Vordergrund. Die Aufklärung über den ungünstigen Einfluss des Konsums bestimmter Substanzen auf den Verlauf der Psychose kann als Grundlage für die Steigerung der Abstinenzmotivation dienen. Folglich stellen Patienten in niedrigen Motivationsstadien die vorrangige Zielgruppe für psychoedukative Maßnahmen dar. Hierzu sind spezielle, differenzierte Darstellungen erforderlich, zumal bestimmte relevante Substanzen, insbesondere Cannabis, weit verbreitet sind und im Allgemeinen als harmlos gelten. Ohne die Erläuterungen über die Interaktion zwischen vorbestehender individueller Vulnerabilität für eine Psychose und Drogenwirkung ist es für einen Patienten beispielsweise schwer zu erkennen, wieso der Verlauf seiner Psychose in Zusammenhang mit seinem Cannabiskonsum stehen soll, zumal mehrere Personen aus seinem Bekanntenkreis, die ebenfalls Cannabis konsumierten, keine Psychose entwickelt haben (s. Abschnitt 6.2.3). Entsprechende pauschale und evtl. apodiktisch formulierte Äußerungen vonseiten des Therapeuten würden somit unglaubwürdig und dämonisierend wirken und der therapeutischen Vertrauensbeziehung und Compliance eher schaden als dienlich sein.

Obwohl DD-Patienten oft chronifiziert und kognitiv beeinträchtigt erscheinen, können sie, wie andere Patienten mit schizophrenen Psychosen auch, die Inhalte psychoedukativer Sitzungen verstehen und behalten, sofern sie in geeigneter Form angeboten werden (Crump u. Milling 1996). Psychoedukative Gruppen gehören zu den Elementen verschiedener Behandlungsprogramme für DD-Patienten, angefangen von den früheren, nichtintegrierten, den intensiven voll- oder teilstationären und den konservativen, abstinenzfordernden Programmen (Kofoed et al. 1986, Ries u. Ellingson 1990, Hanson et al. 1990, Nigam et al. 1992, Hoffman et al. 1993, Blankertz u. Cnaan 1994, Mowbray et al. 1995, Bachman et al. 1997, Ahrens 1998) bis hin zu den erfolgreicheren integrierten, längerfristig angelegten, abstinenzorientierten und motivationsadaptierten Programmen (Detrick u. Stiepock 1992, Durell et al. 1993, Bellack u. Gearon 1998, Reviews in Drake et al. 1998 und Drake u. Mueser 2000).

Allerdings fehlten bisher Manuale für die Psychoedukation von DD-Patienten: Die Publikationen enthalten selten Details über die angebotenen Inhalte der psychoedukativen Gruppen, oder es handelt sich eher um ausschließlich substanz- und suchtbezogene Informationen ohne ausreichende Berücksichtigung der Zusammenhänge zwischen Sucht und Psychose. Nach unserer Erfahrung sind jedoch gerade diese Zusammenhänge wichtig, und sie sind vermittelbar, sofern langatmige Ausführungen in Art des Frontalunterrichts vermieden werden und ein lebendiger, interaktioneller Stil in kleineren Gruppen gewährleistet ist (s. Manual des psychoedukativen Trainings für DD-Patienten PTDD, Kapitel 6).

4.2.4 Verhaltenstherapeutische Ansätze

Verhaltenstherapeutische Ansätze spielen in der Behandlung schizophrener Patienten eine wichtige Rolle (Übersicht in: Schaub u. Brenner 1995). Rein kognitive Trainingsprogramme sind sehr verbreitet. Sie zielen auf die Verbesserung kognitiver Funktionen im engeren Sinne, wie Aufmerksamkeit, Merkfähigkeit und Umstellfähigkeit, und sie lassen sich z. T. in computergestützter Form anwenden (z. B. Olbrich u. Mussgay 1990, Therapiemodul 1 aus Roder et al. 1992). Die Dauer und Generalisierbarkeit der Trainingseffekte auf Alltagssituationen wird jedoch mittlerweile eher kritisch bewertet (z. B. Bellack 1992, Bellack et al. 1999).

Trainingsprogramme zur Verbesserung sozialer Fertigkeiten und der Problemlösekompetenz stellen Modifikationen entsprechender Programme für andere Patientengruppen dar. Hierbei wird den kognitiven Einschränkungen schizophrener Patienten durch besonders klare Vorstrukturierung der Inhalte und Verwendung von Hilfsmitteln Rechnung getragen (z. B. Bellack et al. 1989, 1997, Hogarty et al. 1991). Umfangreiche Studienergebnisse belegen die Effektivität des Trainings sozialer Kompetenzen für schizophrene Patienten als additive Maßnahme zur neuroleptischen Medikation (Marder et al. 1996, Liberman et al. 1998, Heinssen et al. 2000, Bellack et al. 2001). Allerdings gilt auch hier, dass die Behandlungsprogramme entsprechend der häufig chronisch-rezidivierenden Natur der Erkrankung langfristig angelegt sein müssen (Bellack u. Mueser 1993). Schließlich existieren symptom-, krankheits- und belastungs- bzw. bewältigungsorientierte Ansätze, die als Einzel- oder Gruppentherapie formuliert sind. Hierbei werden die Identifizierung und der Umgang mit Früh- oder chronischen Symptomen bzw. mit begünstigenden Faktoren für die Symptomentstehung trainiert, ein Krankheitskonzept nach dem Vulnerabilitäts-Stress-Modell vermittelt und Stressbewältigung sowie der Aufbau positiver Ressourcen gefördert (z. B. Süllwold u. Herrlich 1990, Wiedl 1994, Schaub 1997).

Auch im Bereich der Suchtbehandlung gehört die Verhaltenstherapie (VT) zu den anerkannten Behandlungsmethoden. Sie umfasst sowohl übende als auch kognitive Techniken und wird in der Regel im Gruppensetting durchgeführt; sie kann jedoch auch als Einzeltherapie eingesetzt werden. Hinsichtlich der Prinzipien und klassischen Anwendungen der VT der Sucht wird an dieser Stelle auf die grundlegenden Arbeiten von Marlatt u. Gordon (1985), Monti et al. (1989) und Beck et al. (1993) sowie auf das VT-Manual des Projektes MATCH (Kadden et al. 1999) verwiesen. Voraussetzung für einen sinnvollen Einsatz der VT ist der Wille bzw. die Motivation zur Abstinenz vonseiten des Patienten.

In der verhaltenstherapeutischen Suchtbehandlung lernen die Patienten Situationen und Verhaltensweisen erkennen, die das Verlangen („*craving*") nach Alkohol oder Drogen triggern (z. B. allein sein, ohne Pläne ins Wochenende gehen, sich in der Kneipe mit Freunden treffen, die ebenfalls trinken, Alkohol oder Drogen zu Hause haben u.a.). Sie lernen solche Gefahren, sofern dies möglich ist, zu vermeiden und sich mit anderen Aktivitäten abzulenken (z.B. ins Kino gehen, Sport treiben, Musik hören u.a.). Ferner lernen sie mit starkem Verlangen nach Alkohol oder Drogen effektiv umzugehen. Sie erfahren, dass die „Spitze" des „*craving*" meistens „nur" 15–30 Minuten anhält, und sie lernen mit Hilfe kognitiver und Selbstentspannungstechniken diese Spitze auszuhalten, bis das „*craving*" von selbst nachlässt. Zu diesen Techniken gehört das gezielte Abrufen eigener negativer früherer Erfahrungen im Zusammenhang mit dem Konsum und die Konzentration auf die physiologischen Komponenten des „*craving*". Die Patienten üben in Rollenspielen die Fähigkeit Konsumangebote in freundlichem, aber bestimmtem Ton abzulehnen, sich dem sozialen Druck des Bekanntenkreises zu widersetzen und sich Hilfe und Unterstützung von geeigneten Personen aus ihrem sozialen Umfeld zu erbitten. Ferner lernen sie, dass ein einzelner Rückschritt („*lapse*") noch längst kein voller Rückfall („*relapse*") zu sein braucht, dass sie Rückschritte erwarten und sich deswegen nicht schämen, sondern Hilfe suchen sollen. Schließlich erkennen sie in der VT, dass das Suchtproblem nicht isoliert von anderen Problemen betrachtet werden kann, sondern vielmehr mit unzureichenden allgemeinen sozialen und Problemlösefertigkeiten vergesellschaftet ist. Folglich wird in die VT-Programme für Suchtpatienten auch das Training allgemeiner *Coping*- und Problemlösefertigkeiten inkorporiert (häufige Themen: Kontakte knüpfen, selbstsicheres Auftreten, Wünsche und Kritik äußern, sich abgrenzen, Kritik annehmen, sich für einen Job bewerben u.ä.).

Bei der verhaltenstherapeutischen Behandlung von DD-Patienten müssen, ähnlich wie bei der MET, die besonderen Probleme dieses Klientels berücksichtigt werden. Insbesondere muss bedacht werden, dass DD-Patienten aufgrund ihrer eingeschränkten Konzentrations- und Abstraktionsfähigkeit durch viele kognitive Techniken überfordert wären. Der Schwerpunkt der VT bei DD-Patienten liegt eindeutig in den behavioralen bzw. übenden und weniger in den komplexeren kognitiven Verfahren (Ziedonis u. Fisher 1994, Ziedonis u. D'Avanzo 1998, Roberts et al. 1999).

Verhaltenstherapeutische Strategien waren Bestandteil fast jedes erfolgreichen Behandlungsprogramms für DD-Patienten (Drake et al. 1998, Bellack u. Gearon 1998, Bennett et al. 2001, Barrowclough et al. 2001). Häufig wurden in der gleichen Therapiegruppe spezielle abstinenzbezogene „skills" (z.B. Erkennen und Vermeiden von Risikosituationen, „*resistance skills*") *und* allgemeine soziale Fertigkeiten, wie z.B. Kommunikationsfertigkeiten und selbstsicheres Auftreten, vermittelt, so z.B. in der „*dual diagnosis relapse prevention therapy*" (DDRP), die von der Gruppe um Ziedonis entwickelt wurde (Übersichten in: Ziedonis u. Trudeau 1997, Ziedonis u. D'Avanzo 1998). Insbesondere werden die Techniken des Modellspiels, Rollenspiels und des „*coaching*" angewandt. Auch bei den DD-Patienten gilt, dass die Abstinenzmotivation vorliegen muss, damit die spezifischeren, abstinenzbezogenen VT-Interventionen sinnvoll eingesetzt werden können. Im Sinne der stadiengerechten Interventionen bedeutet dies, dass bei wenig motivierten Patienten der Schwerpunkt der Behandlung zunächst in motivationalen Interventionen und Psychoedukation liegen muss, und die suchtbezogenen VT-Maßnahmen erst in fortgeschritteneren Behandlungsstadien zum Einsatz kommen (Drake u. Mueser 2000, vgl. auch Abschnitt 5.3). Als Beispiel sei die Studie von Barrowclough et al. (2001) genannt, bei der in einem ambulanten Gesamtprogramm über 9 Monate zunächst Motivationsinterviews durchgeführt wurden und die 24 wöchentlichen VT-Sitzungen erst ab der sechsten Woche hinzu kamen. Bei dem in der Gruppe um Bellack entwickelten Programm BTSAS („*behavioral treatment of substance abuse in schizophrenia*", Bellack u. Gearon 1998, Bennett et al. 2001) werden zunächst die allgemeinen sozialen „skills", später die konsumbezogenen „skills" und die Problemlösefähigkeit trainiert.

4.2.5 Familieninterventionen

Die Bedeutung eines guten, unterstützenden familiären Klimas für den Verlauf psychiatrischer Erkrankungen ist unumstritten. Die optimale Umgebung für Patienten mit Psychosen aus dem schizophrenen Formenkreis ist fürsorglich, akzeptierend und stützend, aber keinesfalls überinvolviert und übermäßig Emotionen zum Ausdruck bringend („*low expressed emotion*"), da diese den Patienten oft überfordern und eine Exazerbation der psychotischen Symptomatik triggern können. Der Besuch von Selbsthilfegruppen und Psychoedukationsgruppen für Angehörige entlastet durch das bessere Verständnis pathologischer Phänomene und Interaktionsmuster, hilft uneingestandene Schuldgefühle oder Aggressionen abzubauen und wirkt der Tendenz entgegen *übermäßig* und in kontraproduktiver Weise Verantwortung für den kranken Angehörigen zu übernehmen.

Die emotionale, aber auch die praktische, u. U. auch finanzielle Unterstützung durch Familienangehörige oder enge Freunde ist bei den häufig schwer beeinträchtigten DD-Patienten besonders wertvoll und kann den Verlauf der Störung deutlich beeinflussen. Diese intuitive Einschätzung wurde kürzlich in einer großen Studie bestätigt, bei der 203 DD-Patienten über 3 Jahre behandelt wurden: Hierbei war die erreichte Reduktion des Konsums mit dem Ausmaß der Unterstützung durch Angehörige assoziiert (Clark et al. 2001). Viele DD-Patienten haben leider im Laufe ihrer Erkrankung(en) die Kontakte und die Bindung zu ihrer Familie eingebüßt. Dabei zeigt sich immer wieder, dass Angehörige die schizophrene Erkrankung noch akzeptieren können, weil sie nach entsprechender Aufklärung erkennen, dass sie dem Willen des Patienten nicht unterliegt, dass sie aber die Sucht moralisch verurteilen, für den „fehlenden Willen" des Patienten abstinent zu leben kein Verständnis aufbringen und sich folglich von ihm distanzieren. Es ist auf jeden Fall als großer Vorteil bzw. als Potenzial zu werten, wenn Familienmitglieder oder enge Freunde von DD-Patienten „greifbar" und bereit sind am therapeutischen Prozess zu partizipieren. Um die Unterstützung und Compliance der Angehörigen zu sichern bzw. zu steigern, sollten die Therapeuten aktiv und von sich aus versuchen die Familie, sofern verfügbar, in den therapeutischen Prozess einzubinden.

Die Familientherapie psychotischer Patienten bedient sich im Wesentlichen psychoedukativer und verhaltenstherapeutischer Methoden, die entsprechend für Familienformate modifiziert werden (Falloon et al. 1984, Hahlweg u. Dose 1998). Für eine ausführliche Darstellung der Prinzipien und Anwendungen der Familientherapie bei psychotischen Patienten wird an dieser Stelle auf die Bücher von Hahlweg et al. (1995) und Mueser u. Fox (1998) verwiesen. Zumeist wird der Fokus initial auf die Informationsvermittlung über die Erkrankung und ihre Frühwarnzeichen sowie über die Wirkungen und Nebenwirkungen der medikamentösen Behandlung gelegt. Die psychoedukativen Familiensitzungen haben als Ziel die Compliance des gesamten Familiensystems zu verbessern. In den nachfolgenden Familiensitzungen steht im Allgemeinen das Kommunikationstraining im Vordergrund: Zuhören, Ausdrücken eigener positiver und negativer Gefühle, Mitteilen von Wünschen und Umgang mit Kritik. Schließlich wird die Problemlösekompetenz der Familie mittels der Techniken des Problemlösetrainings gestärkt. Der additive Wert dieser Maßnahmen zur Neuroleptikatherapie gilt als gesichert (Falloon et al. 1984, Hahlweg et al. 1995, Wunderlich et al. 1996, Dixon et al. 2000).

Familientherapeutische Interventionen haben ihren Stellenwert auch bei der Behandlung von Suchtpatienten, hier werden jedoch neben psychoedukativen auch systemische und interaktionelle Aspekte verfolgt (O'Farrell u. Cowles 1989, Nageotte u. Amato 1997).

Die familientherapeutischen Behandlungsprinzipien von DD-Patienten entsprechen im Wesentlichen denjenigen der Familientherapie schizophrener Patienten (s. Hahlweg et al. 1995, Hahlweg u. Dose 1998). Insbesondere ist es hier in den psychoedukativen Familiensitzungen wichtig auf die reziproken Zusammenhänge zwischen Psychose und Sucht einzugehen und das „Krankheitsmodell" der schizophrenen Psychose auf die Suchtstörung zu erweitern (vgl. Abschnitt 4.2.3). Unlängst wurde ein manualisiertes Familieninterventionsprogramm für DD-Patienten vorgelegt, das sowohl Ein- als auch Mehrfamilieninterventionen vorsieht (*„family intervention for dual disorders" FIDD*) (Mueser u. Fox 1998, 2002). Die Autoren beschreiben, dass durch das FIDD die Zusammenarbeit zwischen den Behandlern und dem Familiensystem verbessert werden kann, und kündigen kontrollierte Studien zur Effektivität des FIDD an (Mueser u. Fox 2002).

Familieninterventionen waren Bestandteil der Therapie von DD-Patienten in mehreren Studien, die günstige Ergebnisse berichteten (Review in Drake et al. 1998, Drake u. Mueser 2000). In der Studie von Barrowclough et al. (2001) wurden die Familiensitzungen im letzten Drittel der 9-monatigen Behandlungsphase durchgeführt. Nach unserer Erfahrung ist es jedoch sinnvoll die Angehörigen von DD-Patienten bereits frühzeitig bzw. möglichst von Beginn der Behandlung an in die Therapie einzubeziehen.

4.2.6 Selbsthilfegruppen

Selbsthilfegruppen wird seit Jahrzehnten eine Schlüsselrolle in der Behandlung von Suchtkrankheiten zugeschrieben. Hoch motivierte Patienten, die regelmäßig an den Treffen der Selbsthilfegruppen teilnehmen, können nachweislich hohe Abstinenzraten erreichen und aufrechterhalten. Allerding sind *die wenigsten* abhängigen Patienten Mitglieder von Selbsthilfegruppen (Übersicht in: Scherbaum 1999). Die Philosophie der am weitesten verbreiteten Gruppen, wie z.B. der Anonymen Alkoholiker (AAs) und der Anonymen Drogenabhängigen („Narcotics Anonymous" NAs), ist traditionell religiös bzw. spirituell geprägt. Der Einzelne muss akzeptieren, dass er allein ohne die Hilfe der „höheren Macht" und der Gruppe dem Suchtstoff ohnmächtig ausgeliefert ist. Demnach muss er sich sehr langfristig, eigentlich lebenslang, den halt- und schutzbietenden, aber strengen Gruppenritualen „unterwerfen". Der regelmäßige, möglichst tägliche Besuch der Gruppe wird als Indikator für die Veränderungsbereitschaft aufgefasst und Fehlstunden werden oft konfrontativ als „Widerstand" gedeutet. Traditionell stehen viele Leiter und Mitglieder von AA- oder NA-Gruppen auch ärztlich verschriebenen Psychopharmaka kritisch bis ablehnend gegenüber, weil sie darin die Gefahr einer Verschiebung der Abhängigkeit sehen (Minkoff 1989).

Eine vergleichbare Tradition von Selbsthilfegruppen für psychotische Patienten existiert nicht, obwohl die Bedeutung der Organisationen von Betroffenen bzw. Psychiatrieerfahrenen in den letzten 2 Jahrzehnten stetig wächst.

Die praktische Frage, die sich in der Behandlung von DD-Patienten meistens ergibt, ist, ob die Patienten sich an eine traditionelle Selbsthilfegruppe für ihr Suchtproblem wenden sollen. Auch hier gilt, dass diejenigen, die regelmäßig an Gruppen teilnehmen, gute Abstinenzergebnisse aufweisen, dass aber *die wenigsten* dies tun (Kofoed et al. 1986, Noordsy et al. 1996). Nach unserer Erfahrung sind DD-Patienten vom Setting und dem spirituellen Hintergrund vieler Selbsthilfegruppen überfordert, sie erleben sich oft als „anders", fühlen sich ausgegrenzt und erfahren auch heute noch nicht selten Ablehnung wegen ihrer psychiatrischen Medikation. Ähnliche Erfahrungen werden auch von anderen Autoren berichtet; sie führen zu einer überwiegend skeptischen Einstellung gegenüber den Selbsthilfegruppen bei DD-Patienten (Minkoff 1989, Noordsy et al. 1996, Ziedonis u. Trudeau 1997). In Studien zu der Effektivität klassischer 12-Stufen-Programme mit starkem Selbsthilfeanteil schnitten diese im Vergleich zu anderen psychotherapeutisch-/psychosozialen Maßnahmen bei DD-Patienten schlechter ab (Jerrell u. Ridgely 1995, Drake et al. 1997). Allerdings wurde bereits früh berichtet, dass gezielte Gespräche zwischen dem die DD-Patienten behandelnden professionellen Team und den Selbsthilfegruppen zu einer fruchtbaren Auseinandersetzung beider Seiten führen und dadurch Diskrepanzen und Konflikte geebnet werden können (Minkoff 1989).

Noch günstiger könnte die Implementierung spezieller Selbsthilfegruppen für DD-Patienten sein (im englischsprachigen Raum *„double trouble groups"* genannt), evtl. mit Begleitung durch ein Mitglied des professionellen Teams (Noordsy et al. 1996, Ziedonis u. D'Avanzo 1998, Laudet et al. 2000). Magura et al. (2002) berichteten unlängst, dass unter 240 Mitgliedern einer Double-trouble-Gruppe diejenigen, die regelmäßig an der Gruppe teilnahmen, eine bessere Compliance hinsichtlich ihrer psychiatrischen Medikation zeigten als diejenigen, die nur sporadisch zu der Gruppe erschienen. Allerdings fehlen unseres Wissens bis dato vergleichende Untersuchungen zu den Effekten von Double-trouble- vs. klassischen Selbsthilfegruppen bei DD-Patienten. Letztlich ist der Stellenwert von Selbsthilfegruppen im Rahmen der integrierten Behandlung von DD-Patienten unsicher. Spezielle Selbsthilfegruppen für DD-Patienten im Rahmen der behandelnden Institutionen sollten möglichst gefördert und evaluiert werden. Bis dahin sollten die Patienten u. E. über die existierenden Selbsthilfegruppen neutral informiert, aber nicht zur Teilnahme gedrängt werden.

4.3 Effektivität der integrierten Behandlung

DD-Patienten gelten als ein besonders schwer behandelbares, notorisch nichtcompliantes Klientel. Ist jedoch der weit verbreitete therapeutische Nihilismus tatsächlich gerechtfertigt? Inzwischen zeigen mehrere Studien, dass die Erfolge integrierter Behandlungsprogramme mit Koordinierung verschiedener therapeutischer Interventionen und aufsuchender Arbeit in interdisziplinären Teams durchaus beachtlich sind, sofern die Behandlungsziele realistisch gesetzt und der Behandlungsplan langfristig angelegt ist.

Die ersten positiven Berichte über die Effektivität der ambulanten integrierten Psychose- und Suchtbehandlung stammten aus offenen, nichtkontrollierten Studien. So verzeichneten Detrick u. Stiepock (1992) bei einer kleinen Gruppe von 17 DD-Patienten und einer Drop-out-Rate von 0% (!!) einen Rückgang in der Frequenz von Notfallvorstellungen und Akutaufnahmen und eine Abnahme der Konsummengen über einen Zeitraum von 18 Monaten. Drake et al. (1993) behandelten 18 DD-Patienten mit Alkoholabhängigkeit über 4 Jahre und erhielten bei einer Drop-out-Rate von 0% eine stabile Abstinenz bei 61% der Patienten. Auch Durell et al. (1993) stellten bei einer mittelgroßen Gruppe von 43 DD-Patienten eine Abnahme der Konsummengen über 18 Monate fest. Godley et al. (1994) berichteten eine Abnahme der Komplikationen durch den Konsum, Rückgänge in der Frequenz der stationären Akutaufnahmen und in der Dauer der stationären Aufenthalte, Besserungen des medizinischen Gesamtzustandes und Fortschritte in der sozialen Anpassung über eine Behandlungsdauer von 24 Monaten. Besonders interessant sind die Ergebnisse einer großen Studie mit 148 DD-Patienten und einer langen Follow-up-Dauer von 7 Jahren (Bartels et al. 1995). Die Drop-out-Rate war mit nur 21% als gering zu bewerten und die Remissionsraten von Missbrauch und/oder Abhängigkeit von psychotropen Substanzen lagen mit 44% für Alkohol und 41% für Drogen in der gleichen Größenordnung wie bei „reinen" Suchtpatienten (Bartels et al. 1995).

Drake et al. (1997) führten die erste große Studie mit sozial stark beeinträchtigten DD-Patienten und einer Kontrollgruppe durch. Ein Teil der 217 obdachlosen DD-Patienten wurde einem integrierten Therapieprogramm über 18 Monate mit Behandlung der Psychose und der Sucht „aus einer Hand", zentraler Koordinierung der Interventionen, verhaltenstherapeutischen Suchtgruppen und Bereitstellung betreuter Wohnräume zugeführt. Bei der Kontrollgruppe wurden Psychose und Sucht über den gleichen Zeitraum parallel, aber nichtintegriert, d.h. in getrennten Settings, behandelt. In beiden Gruppen wurden Fortschritte hinsichtlich der sozialen und der Wohnsituation, der Lebensqualität, der psychiatrischen Symptomatik und des Ausmaßes des Drogenkonsums verzeichnet. In der Gruppe mit integrierter Behandlung waren jedoch die Drop-out-Raten deutlich geringer, die Dauer der stationären psychiatrischen Behandlungen kürzer und die Abnahme der Alkoholkonsummengen deutlicher (Drake et al. 1997). Eine neuere große Studie mit 342 obdachlosen DD-Patienten (De Leon et al. 2000) ergab ebenfalls deutliche Vorteile eines niedrigschwelligen integrierten Therapieprogrammes gegenüber der Standardbehandlung hinsichtlich der Reduktion von Konsummengen, der beruflichen Wiedereingliederung, der Einschränkung illegaler Aktivitäten und der Abnahme HIV-riskanten Verhaltens.

Barrowclough et al. (2001) führten eine kleinere, methodisch jedoch ausgefeilte Studie durch: Die Zuordnung der Patienten zu der Experimental- oder Kontrollgruppe (je n=18) erfolgte randomisiert, und die Therapieerfolge wurden durch Personen beurteilt, die ansonsten nicht an der Studie beteiligt waren und nicht wussten welcher Patient zu welcher Gruppe gehörte (einfachblind). Die Kontrollgruppe erhielt eine „Standardtherapie" (Medikation, ambulante psychiatrische Behandlung und Soziotherapie), während die Experimentalgruppe zusätzlich Motivationsbehandlung, Verhaltenstherapie und Familieninterventionen erhielt. Die Patienten wurden vor Beginn der Behandlung, am Ende der 9-monatigen Behandlungsperiode und 3 Monate später, d.h. 12 Monate nach Beginn der Behandlung, untersucht. Die Experimentalgruppe hatte am Ende der Behandlung *und* 3 Monate später ein höheres Funktionsniveau erreicht, wies weniger Positivsymptome auf, hatte im Zeitraum dieser 12 Monate seltener psychotische Exazerbationen gehabt und hatte den Konsum im Vergleich zu der Kontrollgruppe stärker reduziert.

Diese Ergebnisse zeigen, dass die integrierte Behandlung von DD-Patienten durchaus erfolgreich sein kann, in dem Sinne, dass alltagsrelevante Besserungen der sozialen Anpassung und Reduktionen des Konsums erreicht werden können. Auch wenn das hohe Ziel der Abstinenz häufig oder sogar meistens nicht erreicht wird, sollte die Bedeutung dieser Teilerfolge nicht unterschätzt werden. Die differenzielle Effektivität der einzelnen Behandlungselemente der DD-Programme wurde allerdings bisher nicht untersucht, sodass eine Aussage hierzu schwierig erscheint. Dies könnte das Ziel zukünftiger Therapiestudien sein, um die Effektivität und Ökonomie der Behandlungsprogramme zu optimieren. Solche Studien wären zwangsläufig sehr aufwändig, sind jedoch bereits in Planung (Linszen 2002).

5 Behandlungskonzept in einer Universitätsklinik

5.1 Entstehung des Behandlungskonzeptes

Der Vorsatz ein spezialisiertes Behandlungsprogramm für DD-Patienten zu etablieren entstand im Jahr 2000 auf einer offenen Station des Universitätsklinikums Aachen. Es handelt sich um eine relativ kleine Einheit von 14 Betten, die ursprünglich mit dem Schwerpunkt auf die Frührehabilitation junger, postakuter bzw. (teil-)remittierter schizophrener Patienten eröffnet worden war. Ein Teil der Patienten wird nach Besserung der akuten psychotischen Symptomatik vom geschützten Bereich auf diese Station übernommen, andere Patienten werden direkt elektiv nach Überweisung von niedergelassenen Ärzten z.B zur medikamentösen Umstellung und/oder sozio- und verhaltenstherapeutischen Behandlung aufgenommen. Die Aufenthaltsdauer beträgt in der Regel 3–6 Wochen. In dieser Zeit wird die Pharmakotherapie optimiert und die Patienten werden auf den Wiedereinstieg in den Beruf oder weitere berufliche/soziale rehabilitative Maßnahmen in tagesklinischen oder komplementären Einrichtungen vorbereitet. Einmal wöchentlich findet eine Einzelvisite statt, ansonsten werden alle Patienten täglich in einer Gruppenvisite gesehen.

Zu den Therapieangeboten der Station gehören Psychoedukation in der Gruppe, Training kognitiver Leistungen, verhaltenstherapeutisches Training sozialer Kompetenzen in der Gruppe und Training alltagspraktischer Fähigkeiten (Einkauf-, Koch- und Backtraining, Küchendienst, Zusammenstellen der Medikamente, Planung und Durchführung von Freizeitaktivitäten). Daneben werden Ergotherapie, Entspannungstraining und Sport angeboten. An den ersten Behandlungstagen nehmen die meisten Patienten lediglich am sog. Basisprogramm mit Visiten, Entspannungstraining und Krankengymnastik/Sport teil. Im weiteren Verlauf wird das Behandlungsprogramm wochenweise individuell für jeden Patienten je nach Zustand bzw. Fortschritten durch Hinzunahme der einzelnen Therapieelemente festgelegt.

Seit Ende der 90er Jahre fiel auf, dass deutlich mehr Patienten der Station mit Psychosen aus dem schizophrenen Formenkreis einen komorbiden Substanzmissbrauch aufweisen. Bei dem jüngenen Patientenklientel im Altersspektrum von 18–30 Jahren war Cannabiskonsum die Regel, an zweiter Stelle stand Alkohol: weniger häufig wurden Stimulanzien, Halluzinogene und Ecstasy konsumiert. Bei älteren Patienten hingegen stand meistens der Alkoholkonsum im Vordergrund. Seit 1998/1999 wurde bei Patienten mit einer Psychose aus dem schizophrenen Formenkreis deutlich häufiger die Zweitdiagnose eines Substanzmissbrauchs gestellt. Hierbei muss offen bleiben, ob die steigende Prävalenz der Komorbidität im Klientel dieser Station alleine auf eine tatsächliche Häufigkeitszunahme zurückzuführen ist oder ob sich hier die zunehmende Sensibilisierung des Stationspersonals auf die Problematik der Doppeldiagnosen zusätzlich auswirkte.

Das Ausmaß der DD-Problematik und die negativen Konsequenzen für den Verlauf und die Behandlung der psychotischen Störung waren in unserer Erfahrung so deutlich, wie sie in der Literatur beschrieben werden (s. Kapitel 3). Nachdem bisweilen über die Hälfte der Station mit DD-Patienten belegt war, sahen wir die klinische Notwendigkeit ein spezielles Therapiekonzept für diese Patienten zu entwickeln, da eine langfristig erfolgreiche Behandlung ohne Berücksichtigung der Suchtproblematik nicht mehr möglich erschien.

Das Behandlungskonzept wurde in den Jahren 2000/2001 entwickelt und nach den praktischen Erfahrungen laufend modifiziert. In seiner aktuellen Form sieht es die stationäre Behandlung von durchschnittlich 6–8 DD-Patienten über 3–8 Wochen auf der offenen Station und das Angebot einer anschließenden längerfristigen multiprofessionellen ambulanten Behandlung in der Institutsambulanz (IA) des Klinikums vor. Die Verschränkung der stationären mit der ambulanten Therapie erscheint zentral wichtig, zumal langfristige Erfolge nur von langfristigen Therapieprogrammen erwartet werden dürfen (vgl. Abschnitt 4.1.2). Im Folgenden wird zunächst das stationäre, dann das ambulante Behandlungskonzept beschrieben.

5.2 Stationäre Behandlung

Auf der offenen Schwerpunktstation der psychiatrischen Klinik am Universitätsklinikum Aachen werden seit dem Jahr 2000 DD-Patienten mit einem abstinenzorientierten, motivationsfördernden Ansatz behandelt. Ein Teil der Patienten wird von den geschützten Stationen der Klinik nach Remission einer akuten psychotischen Episode oder nach Entzugsbehandlung auf die Schwerpunktstation verlegt. Der größte Teil der Patienten wird direkt elektiv nach Überweisung von niedergelassenen Ärzten/Therapeuten aufgenommen.

Ziele der Behandlung sind:
- Remission und Stabilisierung der psychiatrischen Symptomatik,
- Förderung der langfristigen Abstinenzmotivation,
- Förderung von sozialen und Alltagsfertigkeiten, die den weiteren Verlauf der psychotischen Störung *und* der Sucht sowie die soziale Rehabilitation günstig beeinflussen,
- Vorbereitung auf den Wiedereinstieg in das alte soziale/berufliche Umfeld oder auf weiterführende soziale/berufliche rehabilitative Maßnahmen in tagesklinischen oder komplementären Einrichtungen.

Die Auf- oder Übernahme auf die Schwerpunktstation erfolgt bewusst niedrigschwellig, d.h. es werden im Allgemeinen keine Vorgespräche durchgeführt, in denen die Behandlungsmotivation des Patienten geprüft würde. Die Motivation für eine langfristige Abstinenz wird nicht zwangsläufig vorausgesetzt. Die Förderung der langfristigen Abstinenzmotivation kann vielmehr ein vorrangiges Ziel der Behandlung sein. Die Motivationsarbeit findet in diesem Fall *nach* Aufnahme bzw. Verlegung von einer geschützten Station statt. Der Motivationssteigerung und -festigung dient die objektive Aufklärung über Wirkungen und Gefahren von Suchtstoffen im speziellen Psychoedukationstraining (s. Kapitel 6).

Voraussetzung für die stationäre Behandlung ist jedoch die Bereitschaft vonseiten des Patienten, *während* der stationären Behandlung auf den Konsum nicht verschriebener psychotroper Substanzen zu verzichten bzw. sich ernsthaft darum zu bemühen, da ansonsten die Behandlung der schizophrenen Psychose bzw. die medikamentöse Einstellung nicht optimal erfolgen kann, durch Intoxikationen die stationären Behandlungsangebote nicht optimal genutzt werden können und da Rücksicht auf andere gegenwärtig abstinente Patienten genommen werden muss.

Das Team der Station unterstützt den Patienten in seiner Bemühung um Abstinenz.

Auf der Station herrscht prinzipiell ein Abstinenzklima, das durch die allgemeine Stationsordnung gestützt wird. Darin wird z.B. festgehalten, dass auf der Station nicht nur der Genuss alkoholhaltiger Getränke und Drogen, sondern auch der Genuss von alkoholfreiem oder Malzbier und sog. „energy drinks" nicht gestattet ist. Diese auf den ersten Blick womöglich übertrieben erscheinenden Einschränkungen sollen verhindern, dass die Atmosphäre auf Station durch konsumassoziierte Reize („*cues*") bestimmt wird. Ferner wird das Abstinenzklima durch regelmäßige Screeninguntersuchungen gestützt. Zwischenzeitlicher Konsum bzw. Rückfälle werden offen thematisiert, wobei Moralisieren vermieden, aber dennoch klare Position bezogen wird. Wir versuchen gemeinsam mit dem Patienten den Rückfall zu analysieren, um daraus zu lernen. Nach Absprache mit dem Patienten folgen nach einem Rückfall Konsequenzen, wie z.B. zeitlich begrenzte Einschränkung von Ausgang oder Besuchen oder eine

Ermahnung bzw. Verwarnung (s. u: Therapieverträge). Als grundsätzliches Prinzip gilt jedoch die Verhältnismäßigkeit der therapeutischen Reaktionen auf Rückfälle.

Während der stationären Behandlung nehmen die DD-Patienten am bereits skizzierten Behandlungsangebot für Patienten mit schizophrenen Störungen teil (s. Abschnitt 5.1). Das Behandlungsprogramm wird für jeden Patienten individuell wochenweise in Abhängigkeit von den Therapiezielen und unter Berücksichtigung des Ist-Zustandes durch Kombination der einzelnen Therapieelemente zusammengesetzt. Zusätzlich werden in der Einzeltherapie Elemente der Motivationsbehandlung abhängiger Patienten eingesetzt („*motivational interviewing*", s. Abschnitt 4.2.2) (Miller u. Rollnick 1991). Ferner wird ein spezielles psychoedukatives Training über die Wirkungen von Suchtstoffen und die Zusammenhänge zwischen Konsum und Psychosen als Gruppentherapie angeboten (*p*sychoedukatives *T*raining für Patienten mit der *D*oppel*d*iagnose Psychose und Missbrauch/Abhängigkeit PTDD, Manual s. Kapitel 6). Schließlich werden die Angehörigen der Patienten aktiv zu Beginn der Therapie und im weiteren Verlauf mit einem primär psychoedukativen Ansatz in den Behandlungsprozess einbezogen. Einzelne Patienten, die bereits eine ausreichende Abstinenzmotivation zeigen, können von der Station aus an einem verhaltenstherapeutischen Gruppentraining zum Aufbau sozialer Kompetenzen und zur Rückfallprävention teilnehmen, das an der Institutsambulanz (IA) der psychiatrischen Klinik angeboten wird (s. u. Abschnitt 5.3).

Die Aufenthaltsdauer auf der Schwerpunktstation beträgt je nach Zielsetzung ca. 3–8 Wochen. Grundsätzlich wird mit den meisten DD-Patienten eine Probezeit von 1–2 Wochen vereinbart. Bei Verbleib in der stationären Therapie nach der Probezeit wird die Behandlungsdauer auf weitere 2–6 Wochen angesetzt. Nach der Probezeit wird in der Regel ein schriftlicher Therapievertrag zwischen Team und Patienten abgeschlossen, worin Behandlungsziele, Erfolgs- und Misserfolgskriterien, Kontrollinstrumente (z. B. Drogenscreenings) und Konsequenzen formuliert werden. Bei aufkommenden Problemen in der Therapie (z. B. Nichtwahrnehmen von Therapieterminen, problematischer Umgang mit Personal und/oder Mitpatienten, Konsum im Ausgang, Verschweigen des Konsums u. a.) werden zunächst die Gründe für das problematische Verhalten und Problemlösungen gesucht. Bei Persistenz des problematischen Verhaltens wird der Patient zunächst ermahnt und später schließlich verwarnt. Sowohl die Ermahnung als auch die Verwarnung sollen signalisieren, dass die Therapie gefährdet erscheint. Über die Erteilung einer Verwarnung wird in einer multiprofessionellen Teambesprechung abgestimmt. Die Gründe für die Erteilung der Verwarnung werden daraufhin mit dem Patienten im Einzelgespräch erörtert. Schließlich wird die Verwarnung im Sinne der Transparenz auf der Station auch in der Gruppenvisite mitgeteilt.

Der Erhalt von 3 Verwarnungen wird dahingehend gewertet, dass eine Weiterführung der Therapie unter den Bedingungen unserer Schwerpunktstation derzeit nicht möglich oder sinnvoll erscheint. Nach Rücksprache mit dem Patienten und in Abhängigkeit von dessen Zustand und Gesamtsituation erfolgt zeitnah die Entlassung oder Verlegung auf eine andere Station oder in eine andere Einrichtung. In Abhängigkeit von der bisherigen ambulanten Behandlungssituation und der Entfernung des Wohnortes vom Universitätsklinikum wird dem Patienten als nächster Schritt u. U. eine niedrigschwelligere ambulante Therapie in der IA angeboten, für die keine Abstinenz gefordert wird (s. Abschnitt 5.3). Gleichzeitig wird aber in der Regel eine spätere Wiederaufnahme auf der Schwerpunktstation in Aussicht gestellt. In diesem Fall führen wir frühestens 2 Wochen nach der Entlassung ein Vorgespräch durch, um die Ziele und Erfolgschancen eines zweiten stationären Therapieversuchs abzuschätzen.

Die Forderung *während* der stationären Behandlung auf den Konsum nicht verschriebener psychotroper Substanzen zu verzichten, könnte auf den ersten Blick unverständlich oder gar paradox erscheinen: Man mag sich fragen, wie man vom Patienten verlangen kann, dass er gleich zu Beginn der Behandlung auf einer offenen Station die Abstinenzregel einhält („*Wenn er das schon kann, braucht er ja die ganze Behandlung nicht mehr*"). Auf der anderen Seite darf nicht außer Acht gelassen werden, dass die Patienten während des stationären Aufenthaltes ein Ausmaß an Unterstützung erhalten, das sie in ihrem normalen Alltag meistens nicht haben: Sie leben in einer Gemeinschaft, haben Kontakte und erfahren Solidarität durch Mitpatienten, sie erhalten stützende Gespräche und Hilfe bei der Realisierung von Krisenplänen durch das Personal, und sie können schließlich als Ultima Ratio auf beruhigende Bedarfsmedikamente zurückgreifen. Daraus folgt, dass die Einhaltung der Abstinenz während des stationären Aufenthaltes deutlich leichter fallen dürfte als nach der Entlassung. Aus diesem Grund halten wir es für gerechtfertigt und realistisch die Bereitschaft zur Abstinenz *während* der stationären Behandlung zu verlangen.

Im Folgenden findet sich ein Beispiel für den Aufbau eines Therapievertrages. Es soll als *Leitfaden* verstanden werden, der jedoch nach den Besonderheiten jedes klinischen Falles individuell modifiziert wird. Nach unserer Erfahrung ist für die Akzeptanz des Therapievertrages und die nachfolgende Compliance des Patienten entscheidend, dass der Vertrag vom behandelnden Arzt *und* dem Patienten gemeinsam aufgesetzt bzw. entwickelt wird.

> **Behandlungsvertrag zwischen Herrn/Frau ......**
> **und dem Team der Station F**
>
> Datum: ......
>
> Ziel(e) der stationären Behandlung ist (sind) z. B....
> - Die Besserung und Stabilisierung der Krankheitssymptome, insbesondere Unruhe, Anspannung, Schlafstörungen .....
> - das Erlernen und Üben von adäquaten Fertigkeiten im Umgang mit ..... z. B. Unruhezuständen u. ä., bei Verzicht auf den Konsum von .....
> - das Üben von Fertigkeiten, die für einen Alltag in Selbstständigkeit wichtig sind (z. B. Tagesablauf planen und einhalten, ...).
>
> Das Team der Station F wird Hern/Frau ..... bei der Verfolgung dieser Ziele helfen und ihn/sie stets unterstützen.
>
> Damit wir an den Behandlungszielen effektiv zusammenarbeiten können, werden folgende Vereinbarungen getroffen:
> - Der Therapie-/Aktivitätenplan von Herrn/Frau ..... wird wöchentlich (oder alle 2–4 Wochen ..... oder zu Beginn der Behandlung .....) im Gespräch zwischen ihr/ihm und dem behandelnden Arzt oder einem Teammitglied festgelegt. Er ist dann verbindlich. Herr/Frau ..... verpflichtet sich von sich aus regelmäßig, pünktlich und aktiv an den Therapien teilzunehmen. Ausnahmen müssen zuvor mit einem Teammitglied abgesprochen werden.
> - Herr/Frau ..... ist grundsätzlich bereit während der Behandlung auf der Station F auf der Station selbst und im Ausgang vom Alkoholkonsum Abstand zu nehmen (oder Cannabis, oder Drogen .....).
> - Im Gespräch zwischen Herrn/Frau ..... und dem behandelnden Arzt wird ein Krisenplan erarbeitet, der bei Verlangen nach ..... (oder bei Unruhe, Spannungszuständen u. ä.) eingesetzt werden soll.

Der Krisenplan wird im Gespräch mit dem Patienten vorbereitet und getrennt zur Unterschrift vorgelegt. Es ist jedoch auch möglich den Krisenplan direkt im Behandlungsvertrag zu integrieren.

Mögliche Stufen im Krisenplan wären z. B.: Entspannungsübungen, Musik hören, Gesellschaftsspiele, Gespräch mit Personal, Nähe einer vertrauten Person suchen, Bedarfsmedikation.

Bei einem Rückfall mit ....konsum verpflichtet sich Herr/Frau .....
dies dem Team mitzuteilen. Im gemeinsamen Gespräch wird dann versucht herauszufinden, warum der Krisenplan in diesem Fall versagte und was in der Zukunft anders oder besser gemacht werden könnte.

Wir wissen, dass es sehr schwer sein kann die Abstinenz durchzuhalten!

Zur Unterstützung unserer Vereinbarungen werden in unregelmäßigen Abständen Kontrollen im Sinne von Drogen-/Alkohol-...screeninguntersuchungen durchgeführt. Bei konkretem Verdacht auf Konsum kann es auch einmal erforderlich sein, dass die privaten Sachen von Herrn/Frau ..... in seinem Beisein seitens des Teams hinsichtlich Alkoholika (Drogen .....) durchsucht werden.

Bei Verstößen gegen die Vereinbarungen in diesem Therapievertrag (z.B. wiederholtes Zu-spät-Kommen oder Nichtwahrnehmen von Therapieterminen, andere Hinweise auf geringe Therapiemotivation, Konsum) wird Herr/Frau ..... vom Stationsteam verwarnt als Hinweis darauf, dass der Therapieerfolg gefährdet erscheint. Die Verwarnung wird nach vorheriger ausführlicher Besprechung zwischen Herrn/Frau ..... und dem behandelnden Arzt zusätzlich in der Gruppenvisite mitgeteilt.

Bei einer dritten Verwarnung gehen wir davon aus, dass eine Fortsetzung der Behandlung auf der Station F derzeit nicht sinnvoll ist. Nach Absprache erfolgt zeitnah je nach Situation eine Entlassung oder Verlegung auf eine andere Station oder in eine andere Einrichtung. Grundsätzlich ist eine Wiederaufnahme auf der Station F zu einem späteren Zeitpunkt nach einem Vorgespräch möglich.

Name und Unterschrift des Patienten

Unterschrift des behandelnden Arztes, für das Team

5.3 Ambulante Behandlung

Das Konzept für die langfristige ambulante Behandlung von DD-Patienten in der Institutsambulanz (IA) der psychiatrischen Klinik des Universitätsklinikums Aachen wurde im Jahr 2002 entwickelt und wird seitdem erprobt. Die Behandlung wird vor einem soziotherapeutischen Hintergrund im interdisziplinären Team durchgeführt. Sie richtet sich nach den Prinzipien der Abstinenzorientierung und *„harm reduction"*. Von den Patienten wird erwartet, dass sie bzgl. ihrer Medikation und ihres Konsums offen sind, d. h. die Behandler sollen wissen, ob bzw. wieviel von der empfohlenen Neuroleptikadosis der Patient tatsächlich einnimmt und was er sonst konsumiert. In intoxikiertem Zustand können die Patienten nicht an Therapien teilnehmen, ansonsten ist aber die Abstinenz keine Voraussetzung für die Behandlung in der IA, sondern vielmehr oft ein wichtiges Behandlungsziel. Im Sinne der *„harm reduction"* werden auch partielle Abstinenzziele der Patienten durchaus akzeptiert, z. B. wird der Patient in seinem Bemühen um Alkoholabstinenz unterstützt, selbst wenn er (noch?) keinen Grund sieht, warum er seinen regelmäßigen Cannabiskonsum einstellen soll.

Wenn es erforderlich ist, können Patienten in ihrem sozialen Umfeld aufgesucht werden (z. B. um sich ein Bild von der häuslichen Situation zu machen oder wenn der Patient zu vereinbarten Terminen nicht erscheint und Anlass zur Sorge besteht). Diese Form der aufsuchenden Arbeit wird als entscheidend für den Erfolg der DD-Behandlung angesehen (s. Abschnitt 4.1.4), und sie wirkt sich nach unserer Erfahrung außerordentlich positiv auf die Behandlungsmotivation der Patienten aus.

Neben der Pharmakotherapie und ärztlichen Gesprächen mit dem Schwerpunkt auf motivationalen Interventionen wird in der ambulanten Behandlung Unterstützung in Wohn- und Finanzangelegenheiten sowie bei Bemühungen in Richtung einer beruflichen Rehabilitation gewährt, ferner werden kognitives Training, Haushaltstraining, offene Kontaktgruppen und Sport- und Freizeitaktivitäten angeboten. Sofern es möglich ist, wird die Familie aktiv in die Therapie im Sinne von regelmäßigen gemeinsamen Gesprächen mit dem Patienten einbezogen. Die Patienten können von der IA aus am psychoedukativen Gruppentraining für DD-Patienten auf der Schwerpunktstation teilnehmen, sofern sie primär nicht auf dieser Station behandelt wurden oder aber auch, wenn eine Wiederholung der Inhalte des psychoedukativen Trainings sinnvoll erscheint. Für die Patienten mit Abstinenzmotivation wird eine Gruppenpsychotherapie mit Training sozialer Kompetenzen und Techniken der Rückfallprävention angeboten (allgemeine und konsumbezogene „skills", s. u.). An diesem *Skillstraining* können auch Patienten der Schwerpunktstation teilnehmen, sofern sie sich in einer ausreichend fortgeschrittenen Motivationsphase befinden. Dadurch wird die sinnvolle Verschränkung der stationären mit der langfristigen ambulanten Behandlung gefördert.

Das *Skillstraining* für DD-Patienten wird aktuell in einer geschlossenen Gruppe von 6–8 Patienten über einen Zyklus von 10 wöchentlichen Sitzungen à 90 Minuten angeboten. Hierbei werden zunächst allgemeine soziale Fertigkeiten (Kontakte knüpfen, sich verabreden, eigene Bedürfnisse mitteilen, sich abgrenzen, Umgang mit Kritik und Tabus) und in den späteren Sitzungen konsumbezogene „skills" trainiert („Nein" sagen in Bezug auf Drogen- oder Alkoholangebote, Erkennen von Rückfallgefährdung,

Krisenpläne, Umgang mit „craving" und Rückfall). Schließlich werden im Sinne einer Sekundärprävention euthyme Techniken besprochen (Planen einer Alltagsstruktur, Freizeitaktivitäten). Der Schwerpunkt der Interventionen liegt bei den klassischen übenden verhaltenstherapeutischen Verfahren (Rollenspiele), wobei besonders in den ersten Sitzungen Modellübungen durch Therapeut und Kotherapeut erfolgen. Kognitive Techniken werden im Hinblick auf die kognitiven Einschränkungen der DD-Patienten sparsam eingesetzt (vgl. auch Abschnitt 4.2.4). Als eine Möglichkeit des Feed-back werden Videoaufnahmen der Rollenspiele gemacht und gemeinsam mit den Patienten angesehen.

Das Skillstraining wurde bewusst auf 10 Sitzungen begrenzt, da die Durchführung als geschlossene Gruppe sinnvoll erschien, aber dennoch ein „Einsteigen" neuer Patienten in vertretbaren zeitlichen Abständen möglich sein sollte. Auf der anderen Seite ist es klar, dass viele Patienten von einer längeren Teilnahme an der Gruppentherapie profitieren würden. Grundsätzlich können diese Patienten an mehreren Zyklen der Gruppentherapie teilnehmen und ihre Fertigkeiten an leicht modifizierten Aufgabenstellungen weiter trainieren.

Dem Besuch von Selbsthilfegruppen stehen wir neutral gegenüber. Unsere Erfahrungen mit den Selbsthilfegruppen bei DD-Patienten sind gemischt, sodass wir die Bedenken, die sonst in der Literatur geäußert werden, grundsätzlich teilen (vgl. Abschnitt 4.2.6). Derzeit gibt es Überlegungen die Etablierung einer speziellen Selbsthilfegruppe innerhalb unserer Institution nach dem Vorbild der Double-trouble-Gruppen (vgl. auch Abschnitt 4.2.6) zu fördern.

6 Psychoedukatives Training für Patienten mit der Doppeldiagnose Psychose und Sucht (PTDD)

6.1 Allgemeine Prinzipien

Das psychoedukative Training für Patienten mit der Doppeldiagnose Psychose und Missbrauch/Abhängigkeit (PTDD) wurde an der psychiatrischen Klinik der RWTH Aachen entwickelt und findet hier seit Anfang 2001 Anwendung. Es wird auf der Schwerpunktstation für DD-Patienten angeboten (s. Abschnitt 5.2), steht jedoch auch teilstationären und ambulanten Patienten der Einrichtung zur Verfügung.

Die Ziele des PTDD sind:
- Informationsvermittlung über Wirkungen und gesundheitliche Risiken durch Alkohol, Beruhigungsmittel und illegale Drogen,
- Informationsvermittlung über die Zusammenhänge zwischen Psychose und Suchterkrankungen,
- Steigerung der Abstinenzmotivation,
- Vermittlung von Alternativen zum Konsum und Hilfsmöglichkeiten.

Das PTDD baut auf die Psychoedukation von Patienten mit schizophrenen Psychosen auf, d.h. das Basiswissen über die Symptome einer Psychose, über das Vulnerabilitätskonzept und über die Behandlung von Psychosen wird *nicht* im PTDD vermittelt. Dieses Basiswissen wird für die Teilnahme am PTDD vorausgesetzt, bzw. es wird in einer anderen psychoedukativen Gruppe über Psychosen vermittelt (s. Abschnitt 5.1). Somit versteht sich das PTDD als *Ergänzung* und nicht als Ersatz der allgemeinen Psychoedukation für Patienten mit schizophrenen Psychosen.

Die Durchführung des PTDD erfolgt in einer geschlossenen Gruppe von 6–8 Patienten mit 5–6 wöchentlichen Sitzungen à 60 Minuten. Patienten, die zwischenzeitlich aus der stationären Behandlung entlassen wurden, erhalten das Angebot die Gruppe bis zu ihrer Beendigung weiter von zu Hause aus zu besuchen.

Für die Durchführung des PTDD ist Folgendes zu beachten:
- Für die ersten 2 Sitzungen ist es sinnvoll, wenn ein(e) Therapeut(in) und ein(e) Kotherapeut(in) die Gruppe leiten. Ab der dritten Sitzung ist ein(e) Therapeut(in) ausreichend.
- Der Therapeut(in) sollte über ausreichende Kenntnisse über die Wirkungen und Komplikationen durch Suchtstoffe verfügen (s. Anhang: Synopsis Suchtstoffe). Darüber hinaus sollte er (sie) erfahren in der Psychotherapie und Gruppenleitung sein.
- Der Kommunikationsstil im PTDD ist interaktionell, Frontalunterricht wird vermieden. Die Patienten haben eine aktive Rolle, womit die Aufrechterhaltung der Aufmerksamkeit bei den Patienten gefördert wird. Für die Vermittlung der Inhalte wird ein Flipchart verwendet, das zunächst vom (von der) Kotherapeute(i)n, später von den Patienten „bedient" wird. Am Ende jeder Sitzung werden Handouts mit den wichtigsten Inhalten der Stunde verteilt (s. Abschnitt 6.3).
- Außer der ersten, einführenden Sitzung sind die anderen Sitzungen ähnlich aufgebaut. Ein Teil der Informationen wiederholt sich, um damit den Lerneffekt zu sichern.
- Die Rolle der Therapeuten ist diejenige eines Experten, der Informationen vermittelt, aufklärt und Möglichkeiten aufzeigt. Auf der anderen Seite werden aber das Wissen und die Erfahrungen bzw. die Kompetenz des Patienten akzeptiert und respektiert. Therapeut(in) und Patient sind Partner in der Behandlung, wobei der Patient letztlich entscheidet, was für ihn das Richtige ist.
- Moralisieren und Argumentationen mit dem Patienten werden vermieden, es wird *nicht* versucht den Patienten von der „Falschheit" seiner Einschätzung zu überzeugen. Vielmehr wird versucht aus vermeintlichen Gegensätzen ein Kontinuum herzuleiten. Das Resultat könnte beim Patienten z. B. so aussehen: „Drogen tun mir tatsächlich kurzfristig immer wieder gut, und sonst hat mir bisher nichts besser geholfen, aber langfristig bekomme ich wegen der Drogen Probleme. Vielleicht sollte ich wegen dieser langfristigen Probleme nach Alternativen suchen und doch den Drogenkonsum einschränken."

Die Themen des PTDD sind in der Tabelle 2 aufgeführt.

Nach unserer Erfahrung ist im deutschsprachigen Raum die Komorbidität einer Psychose mit Missbrauch oder Abhängigkeit von Opiaten eher selten. Zumindest sind DD-Patienten mit einer Opiatsucht selten in unse-

Tabelle 2. Inhalte des psychoedukativen Trainings für Patienten mit der Doppeldiagnose Psychose und Missbrauch/Abhängigkeit (PTDD)

1. Sitzung	Allgemeines, Überblick über Suchtstoffe und deren Wirkqualitäten
2. Sitzung	Alkohol und Benzodiazepine: Konsummotivationen, Wirkungen und Gefahren, Alternativen zum Konsum
3. Sitzung	Cannabis: Konsummotivationen, Wirkungen, Gefahren, Alternativen [a]
4. Sitzung	Speed, Kokain, Ecstasy, Halluzinogene: Motivationen, Wirkungen, Gefahren, Alternativen [b]
5. Sitzung	Wiederholung einzelner Themen nach Patientenvorschlägen, insbes. Alternativen zum Konsum

[a] Eine Sitzung nur für Cannabis erscheint uns sinnvoll, da nach unserer Erfahrung Cannabis die praktisch relevanteste Droge bei DD-Patienten ist
[b] Je nach Ausmaß der Erfahrungen der Gruppenteilnehmer mit diesen Substanzen kann es sinnvoll sein diesen Bereich auf 2 Sitzungen auszudehnen

rem stationären Klientel vertreten. Ebenfalls sehen wir bei psychotischen Patienten selten den Konsum pflanzlicher atypischer Halluzinogene (sog. biogene Drogen, z. B. Nachtschattengewächse). Aus diesem Grund ist eine detaillierte Besprechung der Wirkungen von Opiaten und atypischen Halluzinogenen im PTDD nicht vorgesehen. Falls jedoch Patienten mit entsprechenden Erfahrungen in einer Gruppe anwesend sein sollten, sollten diese Inhalte ergänzt werden. Eine Synopsis des für das PTDD relevanten medizinischen Wissens über Wirkungen und Gefahren durch Suchtstoffe findet sich im Anhang.

Im folgenden Manual finden sich Formulierungshilfen bzw. -vorschläge für wichtige Inhalte des PTDD. Die Therapeuten müssen jedoch nicht zwangsläufig diese Formulierungen wortwörtlich übernehmen. Sie sollen als Grundlage bzw. Hilfe verstanden und können selbstverständlich modifiziert werden.

6.2 Manual

6.2.1 Erste Sitzung: Einführung

Zu Beginn der ersten Sitzung stellen sich die 2 Therapeuten vor und begrüßen die Gruppe. Der erste Therapeut erklärt in ein paar Sätzen, worum es im psychoedukativen Training geht:

> „Ich möchte Ihnen zunächst erklären, worum es in unserer Gruppe heute und in den nächsten Wochen gehen wird. Wir wollen mit Ihnen über die Wirkungen von Alkohol und verschiedenen Drogen und Medikamenten sprechen. Erfahrungen hat fast jeder z.B. mit Alkohol, und ein Experimentieren in Grenzen auch mit illegalen Drogen wie z.B. Cannabis ist bei jungen Menschen sehr verbreitet und wird von vielen als normal angesehen. Aber Menschen mit psychischen Problemen und insbesondere mit Psychosen neigen oft *mehr* als andere Menschen dazu, Alkohol, Beruhigungsmittel oder illegale Drogen zu sich zu nehmen, z.B. um sich selbst zu beruhigen oder um etwas Angenehmes zu erleben. Das gelingt auch oft kurzfristig, aber langfristig kommt es meistens zu Problemen, und wir machen dann oft die Erfahrung, dass der Konsum sich ungünstig auf die Psychose auswirkt. Darum wollen wir über dieses Thema ausführlich sprechen und Erfahrungen mit Ihnen austauschen. Haben Sie dazu Fragen?"

Nachfolgend gibt der Therapeut einen kurzen Überblick über die Themen des Trainings und spricht die Schweigepflicht an:

> „Heute werden wir allgemein über die Wirkungen verschiedener Substanzen sprechen. In den darauf folgenden Stunden werden wir uns der Reihe nach mit Alkohol und Beruhigungsmitteln, mit Cannabis und mit Amphetaminen, Ecstasy und ähnlichen Drogen beschäftigen. Ich hoffe, dass Sie Sich hier in der Gruppe ausreichend sicher fühlen, um von Ihren Erfahrungen zu erzählen. Es gibt natürlich keinen Zwang, aber Sie werden am meisten von der Gruppe profitieren, wenn wir gemeinsam über Ihre persönlichen Erfahrungen sprechen. Deswegen gilt die Regel, dass alle persönlichen Dinge, die hier zur Sprache kommen, auch unter den Teilnehmern dieser Gruppe bleiben. Haben Sie dazu Fragen?"

Dann stellen sich die Gruppenmitglieder kurz vor.
Der Therapeut erläutert das Prinzip des „Blitzlichts" und sagt, dass jede Sitzung damit beginnen und aufhören wird. Es folgt das Anfangsblitzlicht.
Jetzt beginnt das zunächst unsystematische *„Sammeln"* von Informationen bei den Gruppenmitgliedern.

> „Wer hat Erfahrungen mit Alkohol, Beruhigungsmitteln oder Drogen und möchte darüber sprechen?"

Gegebenenfalls muss der Therapeut an dieser Stelle etwas insistieren, bis die Gruppenmitglieder ihre ersten Hemmungen überwunden haben. Nach unserer Erfahrung sind aber die meisten Patienten sehr offen und das Gespräch kommt leicht in Gang. Ideal ist es, wenn jeder Gruppenteilnehmer sich zumindest kurz zu Wort meldet. Die Therapeuten lassen die Patienten zunächst erzählen und stellen ggf. ergänzende Fragen. Hierbei finden folgende Punkte Beachtung:

- Um welche *Substanz(en)* ging es?
- Warum hat der Patient konsumiert? Welche *Motivation* lag vor? Zum Beispiel um etwas Angenehmes zu erleben, um sich zu beruhigen, um schlafen zu können, um Nebenwirkungen von Neuroleptika zu verringern? Wie war der interpersonelle Kontext? Hat er/sie allein oder in Gesellschaft konsumiert?
- Wie waren die *Wirkungen*? Was wurde unter der Substanz erlebt (angenehme und unangenehme Effekte)?
- Wurden *Komplikationen* erlebt? Kam es evtl. zu psychotischen Symptomen? Kam es zu einer Gewöhnung mit Entzugssymptomen bei Abstinenz?

Anschließend werden die scheinbar unsystematisch gesammelten Informationen „geordnet". Der Kotherapeut benutzt hierzu ein Flipchart und schreibt auf, was die Patienten diktieren.

> „Wir haben schon einiges gesammelt. Sie haben über Ihre Erfahrungen gesprochen, mit welchen Erwartungen Sie etwas genommen haben und welche angenehmen oder unangenehmen Effekte Sie hatten. Wir könnten nun versuchen das alles zu ordnen."

Der Kotherapeut entwirft auf dem Flipchart eine *Tabelle* mit den Spalten: *Motivation, Erfolg (angenehme Effekte)* und *unangenehme Effekte/Komplikationen*. Die Patienten diktieren, indem sie die bereits genannten Punkte in die Spalten „einordnen". Beide Therapeuten helfen, bis alle Punkte mit kurzen, griffigen Beschreibungen eingeordnet wurden. Für diese erste Sitzung reicht es, wenn in jeder Spalte ca. 2–4 Statements stehen. Eine Differenzierung nach verschiedenen Substanzen braucht noch nicht vorgenommen zu werden. Die Tabelle 3 ist ein Beispiel dafür, wie die erstellte Tabelle in der ersten Sitzung des PTDD aussehen könnte.

Tabelle 3. Beispiel für die erstellte Tabelle in der ersten Sitzung des PTDD

Motivation/Erwartung	Erfolg gemessen an Erwartung (angenehme Effekte)	Probleme/Gefahren
Langeweile bekämpfen	++	„Kater" am nächsten Tag
Gemeinschaftsgefühl mit Freunden erleben	++	Ärger mit Familie langfristig Konzentrationsstörungen, Lustlosigkeit
„Bewusstseinserweiterung" erleben	+/−	Halluzinationen, Paranoia, Horrortrip
Unruhe, Anspannung bekämpfen	am Anfang ++, später −	Entzug mit Unruhe

++ sehr gute Wirkung, + gute Wirkung, +/− Wirkung wechselhaft oder nicht ausreichend, − keine Wirkung

> „Wir werden uns in den nächsten Wochen diese Punkte im Detail für die verschiedenen Substanzen anschauen. Heute wollen wir uns aber noch einen Überblick verschaffen über Substanzen, die oft genommen werden und über die üblichen Wirkungen."

Der Therapeut malt auf dem *Flipchart* ein Dreieck und versieht dessen 3 Ecken mit Symbolen für dämpfende (↓), aktivierende (↑) und bewusstseinsverändernde/halluzinogene Wirkungen (↔). Diese werden als die 3 *„Hauptpole" der Wirkungen von Suchtstoffen* erläutert. Nun werden die Patienten gebeten die ihnen bekannten Substanzen „einzuordnen". Schließlich werden auch die Substanzen ergänzt, die zwischen den Hauptpolen einzuordnen sind. Grundsätzlich sollen *die Patienten* die Informationen so weit wie möglich beisteuern. Die Therapeuten ergänzen und geben weiterführende Erläuterungen. Das erstellte Schema entspricht der Abb. 6.

Die psychischen Wirkungen der Suchtstoffe können etwa wie folgt erläutert werden:

> „Nach ihren psychischen Effekten können wir die Suchtstoffe in 3 Hauptgruppen einteilen:
> Die erste Gruppe umfasst die *dämpfenden Stoffe*, die beruhigen, Ängste lösen, aber auch müde und schläfrig machen können. Deswegen markieren wir diese Gruppe mit den nach unten gerichteten Pfeilen. Dazu gehören der *Alkohol* und bestimmte *Beruhigungs- oder Schlafmittel*, wie z. B. Valium und Tavor: Sie sind bei richtiger Anwendung wichtige und nützliche Medikamente, aber wenn man zu lange und zu viel davon nimmt, kann man sich daran gewöhnen und abhän-

gig werden. Zu derselben Gruppe gehören auch die harten Drogen Heroin, Morphin und andere *Opiate*. Auch sie wirken entspannend und dämpfend, zusätzlich kommt es aber auch zu starken Glücksgefühlen, die oft zur schnellen Entwicklung einer starken Abhängigkeit führen.

Die zweite Hauptgruppe ist in gewisser Weise das Gegenstück zu den dämpfenden Stoffen: Diese Stoffe wirken aufputschend und antriebsteigernd: Man ist nicht müde, braucht viel weniger Schlaf, man fühlt sich wach und will aktiv sein, sich bewegen und mit Leuten sprechen. Man ist also „stimuliert". Deswegen nennt man diese Stoffe *Stimulanzien*, und deswegen markieren wir diese Gruppe mit den nach oben gerichteten Pfeilen. Zu den Stimulanzien gehören die *Amphetamine* (Straßennamen: Speed, Meth, Ice, Pep) und *Kokain* (Straßennamen: Koks, Crack). Unter Stimulanzien ist die Stimmung gehoben, nicht selten aber auch gereizt. Kokain wirkt deutlich stärker, aber auch kürzer als die Amphetamine.

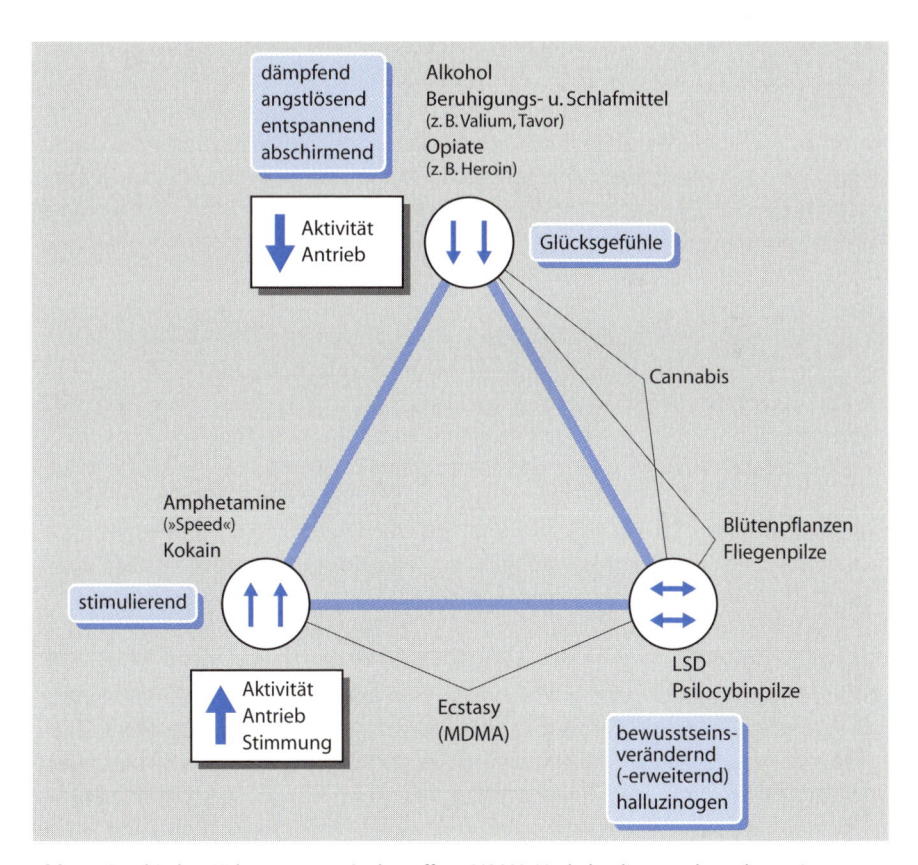

Abb. 6. Psychische Wirkungen von Suchtstoffen; *MDMA* Methylendioxymethamphetamin

▎ Die dritte Hauptgruppe sind die *Halluzinogene*. Sie sind eine große Gruppe von sehr verschiedenen Substanzen, die es teilweise in der Natur (in Pflanzen) gibt und teilweise von Menschen chemisch hergestellt werden. Zu den bekanntesten gehören z. B. *LSD* und die *Psilocybinpilze*. Unter Halluzinogenen kommt es zu einem schwer beschreibbaren veränderten Bewusstseinszustand, der oft als „Bewusstseinserweiterung" bezeichnet wird. Man ist aber normalerweise, zumindest bei üblichen Dosen, weder überaktiv noch gedämpft: Darum markieren wir diese Gruppe mit den waagerechten Pfeilen. Die Effekte der verschiedenen Halluzinogene sind prinzipiell ähnlich, sie können aber von Mensch zu Mensch und von Mal zu Mal sehr unterschiedlich ausfallen. Die Zeit vergeht schneller oder langsamer; man erlebt alles um einen herum anders, wie in einem Traum; man sieht Dinge, die nicht da sind (daraus leitet sich die Bezeichnung „Halluzinogene" ab); der Körper fühlt sich anders an, mal leichter, mal schwerer, oder man hat z. B. das Gefühl der Körper würde sich ausdehnen oder schrumpfen; Geräusche klingen anders; viele an sich bedeutungslose Dinge oder Gegenstände werden auf einmal besonders wichtig; man kann sich plötzlich überglücklich und mit Gott verbunden fühlen oder aber auch mal tief traurig, ohne dass es einen Grund dafür gibt. Normalerweise erlebt man das alles, aber man weiß, dass das Drogeneffekte sind, die nach ein paar Stunden vorbei sein werden. Aber es kann auch mal passieren, dass man die Kontrolle verliert und meint, dass das, was man erlebt, die Realität wäre.

▎ Es gibt auch Stoffe, die von ihren Wirkungen her eine Zwischenstellung zwischen den Hauptgruppen einnehmen. Die verbreitetste Substanz dieser Art ist *Cannabis*. Cannabis wirkt dämpfend, entspannend, lösend, aber es hat auch leichtere halluzinogene bzw. „bewusstseinsverändernde" Effekte: z. B. die Musik klingt angenehmer, Farben sind schöner, die Zeit vergeht langsamer u. ä. Diese Effekte können auch mal stärker sein, und das ist z. B. oft der Fall, wenn man Cannabis nicht raucht, sondern in Form von „Haschischplätzchen" oder „Kuchen" isst, weil dann die Dosis höher ist.

Zwischen dämpfenden Stoffen und Halluzinogenen steht auch eine große Gruppe der sog. *atypischen Halluzinogene*. Diese Stoffe sind weniger bekannt und verbreitet als die Hauptgruppe der Halluzinogene. Gelegentlich werden Zubereitungen aus Pflanzen eingenommen, wie z. B. *Fliegenpilze* oder bestimmte Blütenpflanzen (z. B. *Stechapfel, Engelstrompete* u. a.). Die Inhaltsstoffe dieser Pflanzen wirken halluzinogen, aber es kommt zusätzlich zu einer Dämpfung, und man fühlt sich dadurch wie betrunken. Überdosierungen können bei den „Naturpro-

dukten" leicht passieren; es kann dabei zu Bewusstseinstrübungen und gefährlichen körperlichen Reaktionen kommen.
  Eine andere, sehr verbreitete Substanzgruppe ist *Ecstasy*. Sie steht zwischen Stimulanzien und Halluzinogenen. Unter Ecstasy verstand man noch vor ein paar Jahren eine bestimmte Substanz, das Methylendioxymethamphetamin oder *MDMA*. Inzwischen sind es auch ein paar andere sehr ähnliche Substanzen, die ebenfalls als Ecstasy verkauft werden. Ecstasy hat meistens angenehme emotionale Effekte, man fühlt sich glücklich, friedlich, entspannt und hat weniger Hemmungen im Kontakt zu anderen Menschen. Ecstasy hat aber auch deutliche amphetamin- *und* halluzinogenähnliche Effekte. In Klubs und Diskos wird Ecstasy aufgrund seiner stimulierenden, antriebsteigernden Eigenschaften konsumiert, weil man dadurch das lange Tanzen und Feiern besser durchhält."

Das Schema „psychische Wirkungen von Suchtstoffen" (Abb. 6) wird den Patienten am Ende der Sitzung als vorbereitetes Handout mitgeben. Der Therapeut erläutert, dass in den darauffolgenden Stunden die wichtigsten Stoffgruppen und die Zusammenhänge zwischen Drogenwirkungen und Psychosen besprochen werden.
  Die Sitzung endet mit dem Abschlussblitzlicht.

6.2.2 Zweite Sitzung: Dämpfende Substanzen (Alkohol und Beruhigungsmittel)

Die Sitzung beginnt mit dem Blitzlicht.
  Der Therapeut rekapituliert kurz die letzte Stunde und zeigt noch einmal das erarbeitete Schema der Wirkungen von Suchtstoffen (s. Abb. 6, Abschnitt 6.2.1).

„Wir haben in der letzten Stunde besprochen, dass es viele verschiedene Suchtstoffe gibt. Die psychischen Wirkungen dieser Stoffe sind sehr unterschiedlich, und unterschiedlich sind nach unserer Erfahrung und nach medizinischem Wissen auch die Gefahren, die von diesen Stoffen ausgehen. Darum ist es wichtig zwischen den verschiedenen Substanzen zu unterscheiden. *Droge ist nicht gleich Droge!*
  In dieser Stunde geht es uns vor allem um die Zusammenhänge zwischen Drogenwirkungen und psychotischen Symptomen. Deswegen wollen wir systematisch die verschiedenen Substanzen durchgehen, die nach unserer Erfahrung oft von Menschen mit Psychosen genommen werden. Heute fangen wir mit den dämpfenden Substanzen an, und zwar mit Alkohol und Beruhigungs- bzw. Schlafmitteln."

Zunächst wird geklärt, welche Medikamente unter die Rubrik „Beruhigungsmittel" fallen. Es werden Handelsnamen gebräuchlicher Tranquilizer „gesammelt" (z. B. Valium®, Tavor®, Noctamid® u. ä.).

Dann beginnt das „Sammeln" von Informationen bei den Gruppenmitgliedern.

> „Wer hat Erfahrungen mit Alkohol oder Beruhigungsmitteln und möchte darüber sprechen? Wir wollen ab heute gleich versuchen das Wichtigste auf der Tafel festzuhalten."

Der Kotherapeut benutzt hierzu das Flipchart. Er entwirft eine *Tabelle* mit getrennten *Spalten* für *Alkohol (A)* und *Beruhigungsmittel (B)* und mehreren *Zeilen* für *Motivation, Erfolg kurzfristig/langfristig, unangenehme Wirkungen psychisch/körperlich/kurzfristig/langfristig*. Die Therapeuten lassen möglichst jeden Patienten zunächst erzählen und stellen ggf. ergänzende Fragen. Hierbei finden die o. g. Punkte Beachtung bzw. die Punkte, die bereits bei der ersten Sitzung zur Sprache kamen. Wenn ein Patient seine Schilderung beendet hat, fasst der Kotherapeut die Aussagen zusammen und trägt sie in kurzen, prägnanten Stichworten in die entsprechenden Felder der Tabelle ein. Die Stichworte sollen möglichst auch von den Patienten genannt werden, evtl. mit Hilfe der Therapeuten.

Je nach Zusammensetzung der Gruppe werden manche Felder offen oder inkomplett bleiben. Jetzt ist der Therapeut an der Reihe als „Experte" diese Lücken zu schließen und neue Informationen zu vermitteln. Der Therapeut sollte aber hierbei den Stil eines ermüdenden „Frontalunterrichts" möglichst vermeiden. Er kann z. B., um seine Schilderungen „aufzulockern", die Informationen teilweise in der Form kurzer kasuistischer Schilderungen aus der Erfahrung mit früheren Patienten der Abteilung präsentieren. Oder er kann zwischendurch fragen, ob einzelne Gruppenteilnehmer über diese Komplikation etwas aus ihrem Bekanntenkreis gehört haben. Der Therapeut soll auch Informationen zu der Häufigkeit und zum Schweregrad verschiedener Komplikationen geben (z. B. leichtere Entzugssymptome sind sehr häufig, eine Wernicke-Enzephalopathie ist sehr schwerwiegend, aber selten). Grundsätzlich soll die Informationsvermittlung ausgewogen und glaubwürdig sein. Die Patienten sollen nicht den Eindruck erhalten, dass die Therapeuten sie „abschrecken" wollen und möglicherweise „übertreiben" könnten. Der Therapeut kann z. B. sagen, dass ein gelegentlicher oder mäßiger Alkoholkonsum von den meisten Menschen ohne Probleme vertragen wird, dass aber Menschen mit psychischen Problemen dazu neigen mehr zu konsumieren und dementsprechend ein höheres Risiko für Komplikationen haben.

Fachausdrücke sollen primär vermieden werden. Stattdessen sind die Syndrome in allgemein verständlichen Worten zu umschreiben. Falls je-

doch die Patienten danach fragen, können die entsprechenden Fachausdrücke genannt und in die Tabelle in Klammern eingefügt werden (z. B. epileptische Anfälle, Polyneuropathie, Korsakow-Syndrom u. ä.).
Im Folgenden werden die Aspekte genannt, die Erwähnung finden sollen.

- Häufige Gründe für Konsum/Motivation:
  1. Etwas Angenehmes erleben, lockerer im Kontakt mit anderen sein, sich trauen mit Leuten in Kontakt zu treten, Gemeinsamkeit mit Freunden erleben, Langeweile bekämpfen u. ä.
     Auch Menschen, die keine Psychose haben, trinken oft aus diesen Gründen. Bei schizophrenen Patienten können aber die genannten Probleme mit krankheitstypischen Defiziten zusammenhängen. In diesem Fall kann der Konsum einen *Selbstmedikationsversuch bei Negativsymptomen* darstellen.
  2. Abnahme von Angst, Unruhe und Anspannung, schlafen können.
     Auch hier gilt, dass Menschen, die keine Psychose haben, oft aus diesen Gründen trinken oder Beruhigungsmittel nehmen. Diese Probleme können aber bei schizophrenen Patienten Krankheitssymptome sein. In diesem Fall kann der Konsum einem *Selbstmedikationsversuch bei Positivsymptomen* entsprechen.
  3. Manche Patienten mit Psychosen trinken oder nehmen Beruhigungsmittel, um mit eindeutig psychotischer Angst fertig zu werden, oder um quälende Halluzinationen abzuschwächen oder besser zu ertragen. In diesem Fall ist der Konsum eindeutig als *Selbstmedikationsversuch bei Positivsymptomen* zu verstehen.

- Erfolg
  Kurzfristig gut, aber langfristig oft Teufelskreis.

- Gefahren (jeweils mit Hinweis auf Schwere und Häufigkeit/Seltenheit)
1. Psychische Komplikationen
   bei gleichzeitigem Alkohol- und Benzodiazepinmissbrauch: langfristig *Gewöhnung*, d. h. die anfängliche Dosis reicht nicht aus, und eine Dosissteigerung wird erforderlich, um die erwünschten Effekte aufrechtzuerhalten. Bei Nichteinnahme können dann psychotische Krankheitssymptome von *Entzugssymptomen (Angst und Anspannung)* kaum unterschieden werden, die Symptome „schaukeln sich hoch". Letztlich nehmen die Beschwerden, gegen welche die Mittel oft genommen werden langfristig eher zu.
   bei stärkerem Alkohol- und Benzodiazepinmissbrauch: Bei Nichteinnahme manchmal darüber hinaus über Tage Entzugssymptome, die den stärkeren psychotischen Symptomen ähneln (*Delir* mit Halluzinationen,

Wahnvorstellungen, „Durcheinandersein", d. h. die Realität wird nicht richtig wahrgenommen).
bei ausschließlichem Alkoholmissbrauch: In manchen Fällen auch langfristig Hervorrufen von psychotischen Symptomen:
akustische Halluzinationen (Stimmen) über Monate möglich (*Halluzinose*)
Wahnvorstellungen, dass Partner einen betrügt (*Eifersuchtswahn*)

2. Körperliche Komplikationen
bei starkem Alkoholmissbrauch schwere körperliche Komplikationen möglich.
Gehirn: bei Delirien epileptische Anfälle; bei schweren, nicht rechtzeitig behandelten Delirien Entgleisung der vegetativen Funktionen mit tödlichem Ausgang möglich; nach einem überstandenem schweren Delir bleibende schwere Gedächtnisstörungen (Korsakow-Syndrom); Hirnschädigung mit Augenbewegungsstörungen, Gangstörung und Bewusstseinstrübung (Wernicke-Enzephalopathie); zunehmende Hirnatrophie mit Einschränkung der intellektuellen Leistungen;
Körper: schwere Leberschädigung (Zirrhose); Magenschleimhautentzündungen und -geschwüre; Blutungen durch Blutstau in großen Gefäßen (Ösophagusvarizen); Schädigung der Nerven an Armen und Beinen mit Gefühls-, Gangstörungen u. ä. (Polyneuropathie); tödliche Komplikationen.
Bei Benzodiazepinmissbrauch im Entzug epileptische Krampfanfälle.

Die oben aufgeführten körperlichen Folgekrankheiten von Alkohol müssen nicht im Detail besprochen werden. Das Ziel ist den Patienten zu vermitteln, dass es viele verschiedene Komplikationen gibt – häufige und seltenere –, die z. T. schwerwiegend sind. Bei Nachfragen seitens der Patienten sollten jedoch die Therapeuten in der Lage sein detailliertere Informationen zu geben.
Anschließend spricht der Therapeut mögliche Verhaltensalternativen zum Konsum an:

> „Nun haben wir einige Probleme besprochen, die durch regelmäßiges Trinken und durch eine Gewöhnung an Beruhigungsmittel entstehen können. Oft ist es sogar so, dass unangenehme Gefühle, die viele Menschen zu einer Art Selbstbehandlung mit Alkohol oder Beruhigungsmitteln veranlassen, langfristig dadurch stärker werden. Auf der anderen Seite helfen aber Alkohol und Beruhigungsmittel kurzfristig oft gut, z. B. gegen Unruhe und Anspannung oder Angstgefühle.

> Die wichtige Frage ist also: Welche Alternativen gibt es, die auch langfristig weniger oder gar nicht schädlich sind? Jeder sollte sich fragen: Was könnte kurzfristig und langfristig mir helfen bzw. mir gut tun, sodass ich auf den Alkohol oder die Beruhigungsmittel verzichten kann? Wie kann ich mit unangenehmen Gefühlen, mit Unruhe, mit Langeweile, mit Kontaktproblemen anders umgehen? Und wie kann ich dafür sorgen, dass ich weniger in die Versuchung komme z. B. zu trinken?
>
> Sie haben bestimmt jeder für sich schon mal etwas ausprobiert. Lassen Sie uns diese Alternativen und Hilfsmöglichkeiten sammeln."

Der Kotherapeut fügt der *Tabelle* eine weitere *Zeile* für *Alternativen* zu.

Die Therapeuten lassen auch jetzt die Patienten erzählen und stellen ggf. ergänzende und klärende Fragen. Wenn ein Patient seine Schilderung beendet hat, fasst der Kotherapeut die Aussagen zusammen und trägt sie in kurzen, prägnanten Stichworten in die entsprechenden Felder der Tabelle ein. Nach unserer Erfahrung wird von den Patienten eine Reihe von Copingmechanismen mit kurzfristigem Erfolg genannt, wie z.B. Musik hören oder Joggen. Der Therapeut sollte zunächst die Kompetenz und Erfahrung der Patienten loben. In der Folge spricht der Therapeut weitere Möglichkeiten und insbesondere auch potenziell langfristig wirksame Verhaltensweisen an. Er „belehrt" jedoch die Patienten nicht. Er zeigt lediglich aus seiner Erfahrung mit anderen Patienten potenzielle Möglichkeiten auf, die von den Gruppenteilnehmern auf ihre Wirksamkeit individuell geprüft werden können. Er vermittelt, dass es große interindividuelle Unterschiede in der Wirksamkeit einzelner Verhaltensweisen gibt, sodass jeder Patient aus einer großen „Karte" mit mehreren Möglichkeiten durch Ausprobieren sein persönliches „Menü" zusammenstellen muss. Der Therapeut kann seine Vorschläge einer Stichwortliste entnehmen, die er auf einem Bogen Papier als Erinnerungshilfe bei sich hat und er kann erläutern, dass es sich hierbei um seine Notizen über „Ideen" anderer Patienten aus früheren Gruppen handelt. Dieses Vorgehen vermittelt, dass der Therapeut Respekt vor der Kompetenz der Patienten hat.

- Alternativen/Hilfsmöglichkeiten:
    1. gegen potentielle oder sichere Positivsymptome (Angst, Unruhe, Anspannung, Schlafstörungen, Halluzinationen):
    kurzfristig: Entspannungsübungen, warmes Bad, ruhige Musik, Malen, laute Musik, sich im Haushalt o. ä. beschäftigen, spazierengehen, joggen, Trimmrad, Anwesenheit von Vertrauenspersonen suchen, Gespräch mit Vertrauenspersonen suchen;
    langfristig: Medikation zusammen mit behandelndem Arzt überprüfen und evtl. verändern; Lebens- und Wohnsituation überprüfen

Tabelle 4. Beispiel für die erstellte Tabelle in der zweiten Sitzung des PTDD

	Alkohol (A)	Beruhigungsmittel (B)
■ **Motivation/ Erwartung**	gegen Schlafprobleme gegen Unruhe bei Langeweile um sich lockerer im Kontakt zu fühlen aus Gewohnheit	gegen Angst, Anspannung gegen Halluzinationen
■ **Erfolg**	kurzfristig: ++ (bei Langeweile +/–) langfristig: ++	++ ++ bis +
■ **Probleme/ Gefahren**	psychisch langfristig: Gewöhnung, Entzugsymptome (Zittern, Schwitzen, ↑Unruhe, ↑Schlafprobleme) psychisch langfristig: im Entzug Delir (Halluzinationen, Bewusstseinstrübung, „Durcheinandersein") Stimmenhören (Halluzinose) krankhafte Eifersucht (Wahn)	Gewöhnung, Dosissteigerung, Entzugsymptome, Unruhe im Entzug gelegentlich Delir
	körperlich langfristig: im Entzug Krampfanfälle, Kreislaufprobleme, gelegentlich Todesfälle Hirnschäden → ↓Gedächtnis, ↓Intellekt Leberschäden (Zirrhose) Magengeschwüre, Blutungen Nervenschäden (Polyneuropathie) tödliche Komplikationen	im Entzug Krampfanfälle
■ **Alternativen/ Hilfen allgemein**	kein Vorrat zu Hause Versuchungssituationen meiden Freundeskreis überprüfen	keine Tabletten zu Hause
■ **bei Positivsymptomen**	kurzfristig: Entspannungsübungen, warmes Bad, Musik, Haushaltsarbeit, Trimmrad, Joggen, Kontakt zu Vertrauenspersonen	
	langfristig: Medikation überprüfen, Problem-, Spannungsquellen überprüfen (z.B. am Arbeitsplatz, in Familie), nach Lösungen suchen, mit Vertrauenspersonen beraten	
■ **bei Negativ-Symptomen**	Lebens-/Wohnsituation überprüfen (z.B. regelmäßige Beschäftigung, Wohngemeinschaft?), sozialtherapeutische Angebote, Hobbies, Tagesplanung und -struktur, Medikation überprüfen	

++ sehr gute Wirkung, + gute Wirkung, +/– Wirkung wechselhaft oder nicht ausreichend, – keine Wirkung

(z. B. Schwierigkeiten oder Überforderung am Arbeitsplatz? Konflikte und Spannungen im privaten Umfeld?) und ggf. nach Lösungsmöglichkeiten suchen.
2. gegen potenzielle Negativsymptome (Rückzug, Schwierigkeiten sich mitzuteilen, keine Freude an Aktivitäten, Initiativemangel, Langeweile, Depressivität, nicht wissen wie mit Freizeit umgehen u. ä.):
Lebens- und Wohnsituation überprüfen (Könnten z. B. die Aufnahme einer regelmäßigen Beschäftigung oder der Umzug in eine Wohngemeinschaft hilfreich sein?); sozialtherapeutische Angebote in Anspruch nehmen; ein neues Hobby suchen oder versuchen ein altes Hobby zu reaktivieren; Tagesplanung und -struktur stärker beachten; evtl. Medikation zusammen mit behandelndem Arzt überprüfen (z. B. könnten die Umstellung auf ein anderes Neuroleptikum oder die zusätzliche Einstellung auf ein Antidepressivum sinnvoll sein).
3. allgemein:
möglichst keinen Alkohol oder Beruhigungsmittel im Hause haben; Situationen vermeiden, die eine große Versuchung bedeuten, wie z. B. in Kneipen gehen; im Falle von Alkoholmissbrauch Freundeskreis überprüfen, falls oft in Gesellschaft getrunken wird.

Der Therapeut sagt aber einschränkend, dass der Einsatz von Beruhigungsmitteln bei Patienten mit Psychosen manchmal, z. B. in Phasen mit starken Ängsten, unumgänglich ist. Er soll in diesen Fällen möglichst zeitlich begrenzt erfolgen. Diesbezüglich sollen engmaschige Absprachen mit dem behandelnden Arzt erfolgen.

Die Tabelle 4 ist ein Beispiel dafür, wie die erstellte Tabelle in der zweiten Sitzung des PTDD aussehen könnte.

Zwei Listen mit den wichtigsten gesundheitlichen Gefahren durch Alkohol und Benzodiazepine werden den Patienten am Ende der Sitzung als vorbereitete Handouts mitgegeben.

Die Sitzung endet mit dem Abschlussblitzlicht.

6.2.3 Dritte Sitzung: Cannabis

Die Sitzung beginnt mit dem Blitzlicht.

Der Therapeut rekapituliert kurz die letzte Stunde und zeigt wieder das in der ersten Sitzung erarbeitete Schema der Wirkungen von Suchtstoffen (s. Abb. 6 und Abschnitt 6.2.1).

> „Wir haben in der letzten Stunde besprochen, dass es viele Stoffe mit verschiedenen psychischen Effekten gibt. Auch die Gefahren, die von diesen Stoffen ausgehen, sind unterschiedlich. Deswegen ist es wichtig zwischen den verschiedenen Substanzen zu unterscheiden. Wir gehen systematisch verschiedene Substanzen durch. In der letzten Stunde haben wir über Alkohol und Beruhigungsmittel gesprochen, über psychische und körperliche Gefahren, und wir haben Hilfsmöglichkeiten und Alternativen zum Konsum erarbeitet. Heute wollen wir über Cannabis sprechen, das teilweise ähnlich dämpfend und entspannend wie Alkohol wirkt, aber auch Wahrnehmungsveränderungen und psychoseähnliche Symptome hervorrufen kann."

Dann beginnt das *„Sammeln"* von Informationen bei den Gruppenmitgliedern.

> „Wer hat Erfahrungen mit Cannabis und möchte darüber sprechen? Wir wollen auch heute gleich versuchen das Wichtigste auf der Tafel festzuhalten."

Der Kotherapeut geht an das Flipchart und entwirft eine *Tabelle* mit mehreren Zeilen für *Motivation/Erwartung, Erfolg kurzfristig/langfristig, Probleme/Komplikationen kurzfristig/langfristig,* und *Alternativen/Hilfen*.

Ab dieser Sitzung ist es günstig, wenn Gruppenmitglieder statt des Kotherapeuten die Funktion des Schriftführers an der Tafel übernehmen. In diesem Fall geben die Therapeuten dem Schriftführer nach Bedarf Hilfestellung und fragen ggf. nach einiger Zeit, ob er abgelöst werden will. Es ist möglich, dass innerhalb einer Sitzung 2 oder 3 Gruppenmitglieder sich die Schriftführerfunktion teilen. Dieses Vorgehen fördert die aktive Mitarbeit der Patienten.

Ansonsten entspricht das Vorgehen den in der zweiten Sitzung (Patienten zunächst erzählen lassen, ergänzende Fragen stellen, Eintragen in die Tabelle in Stichworten, Ergänzungen fehlender wichtiger Informationen durch den Therapeuten, der die Rolle des „Experten" hat, aber Vermeidung von „Frontalunterricht", ausgewogene Informationsvermittlung).

- Häufige Gründe für Konsum/Motivation
  1. Etwas Angenehmes erleben, lockerer im Kontakt mit anderen sein, sich trauen mit Leuten in Kontakt zu treten, Gemeinsamkeit mit Freunden erleben, Langeweile bekämpfen u. ä.
  Auch Menschen, die keine Psychose haben, rauchen Cannabis oft aus denselben Gründen. Bei schizophrenen Patienten können aber die genannten Probleme mit krankheitstypischen Defiziten zusam-

menhängen. In diesem Fall kann der Konsum einen *Selbstmedikationsversuch bei Negativsymptomen* darstellen.
2. Abnahme von Angst, Unruhe und Anspannung, schlafen können. Auch hier gilt, dass Menschen, die keine Psychose haben, oft aus diesen Gründen Cannabis rauchen. Bei schizophrenen Patienten können aber Unruhe, Anspannung und Schlafstörungen Krankheitssymptome sein. In diesem Fall kann der Konsum einen *Selbstmedikationsversuch bei Positivsymptomen* darstellen.

- Erfolg
  Kurzfristig gut, aber langfristig bei stärkerem Konsum oft Teufelskreis.

- Gefahren
  1. Körperliche Verträglichkeit gut.
  2. Psychische Komplikationen: Halluzinationen, Angst, Verwirrtheit im Rausch (*psychotischer Rauschverlauf*); Zunahme evtl. bereits bestehender psychotischer Symptome; bei entsprechender Veranlagung Auslösung einer Psychose, die über Wochen und Monate andauern kann (*drogeninduzierte Psychose*); bei starkem, länger dauerndem Konsum Antriebsarmut, Einengung von Interessen, Apathie und Einschränkung von sozialen Kontakten (*amotivationales Syndrom*).

Es muss bedacht werden, dass der Konsum von Cannabis inzwischen sehr verbreitet ist und in breiten Bevölkerungsschichten als harmlos und „normal" gilt. Der Therapeut muss damit rechnen, dass zumindest die jüngeren Patienten sehr viele Menschen kennen, die mehr oder weniger regelmäßig Cannabis rauchen ohne Probleme bzw. Komplikationen zu entwickeln. Aus diesem Grund und wegen der kurzfristig beruhigenden Effekte von Cannabis ist es für Patienten oft schwer den Zusammenhang zwischen ihrem eigenen Cannabiskonsum und psychotischen Manifestationen zu erkennen. Darum würde nach unserer Erfahrung eine Darstellung von Cannabis als grundsätzlich sehr schädliche Droge bei nur wenigen Patienten glaubwürdig erscheinen und auf Akzeptanz stoßen. Der Therapeut kann aber durchaus die Meinung vertreten, dass ein gelegentlicher oder mäßiger Cannabiskonsum von vielen Menschen ohne große Probleme vertragen wird, dass aber Menschen mit einer Anfälligkeit oder „Vulnerabilität" für Psychosen oft besonders empfindlich reagieren.

Die wichtigsten Punkte können etwa wie folgt formuliert werden:

> „Eine Gewöhnung mit Dosissteigerung und körperlichem Entzug ist im Fall von Cannabis kein großes Problem. Bei Cannabis gibt es im Gegensatz zu Alkohol und Beruhigungsmitteln keine starken Entzugssymptome, wenn man nicht raucht, und auch keine körperlichen Kom-

plikationen. Darum gilt im Allgemeinen Cannabis als harmlos. Bei gelegentlichem und mäßigem Konsum scheint Cannabis tatsächlich für viele Menschen relativ harmlos zu sein, obwohl bei gewohnheitsmäßigem und stärkerem Konsum eine psychische Gewöhnung möglich ist.

Bei Cannabis gibt es aber andere Probleme, die besonders bei empfindlichen, zu Psychosen neigenden, „vulnerablen" Menschen relevant sind:

> Wir haben schon in der ersten Stunde gesagt, dass das was beim Rauchen von Cannabis üblicherweise passiert, häufig über die einfache Entspannung hinausgeht. Oft verändert sich die Wahrnehmung und meistens ist das angenehm: Die Musik klingt schöner, die Farben sind intensiver, die Zeit fließt oft langsamer, manchmal auch schneller. Das sind also Effekte, die man auch hat, wenn man Halluzinogene, z. B. LSD oder Pilze, nimmt, nur schwächer."

An dieser Stelle kann der Therapeut das erarbeitete Schema der Wirkungen von Suchtstoffen aus der ersten Sitzung noch einmal zeigen und daran erinnern, dass Cannabis eine Zwischenposition zwischen dämpfenden und halluzinogenen Substanzen innehat.

> „Manchmal sind aber auch im Cannabisrausch die Effekte intensiver, und es können eindeutiger psychotische Erlebnisweisen auftreten, wie Halluzinationen, Verwirrtheit und Wahngedanken, die dann auch oft mit Angst verbunden sind. In diesem Fall sprechen wir von einem *psychotischen Rauschverlauf*. Solche Rauschverläufe sind bei Menschen mit entsprechender Vulnerabilität, bzw. bei Menschen, die schon mal eine Psychose hatten, häufiger.
>
> Wenn psychotische Symptome von vornherein da sind und ein Patient raucht, z. B. gegen seine Unruhe, dann mag das eine Zeit lang gut klappen, aber häufig kommt es irgendwann zu einer *Zunahme der bereits bestehenden psychotischen Symptome*.
>
> Außerdem gehen wir davon aus, dass manchmal eine psychotische Episode durch Cannabis angestoßen wird, die dann über Wochen und Monate andauern kann. Dann sprechen wir von einer *drogeninduzierten Psychose*. In diesem Fall muss man davon ausgehen, dass dieser Mensch eine besondere Empfindlichkeit oder Veranlagung, eine sog. „Vulnerabilität" für Psychosen mit sich bringt, auch wenn der Betreffende bis dahin nie eine Psychose hatte. Ansonsten müssten ja viel mehr Menschen, die regelmäßig Cannabis konsumieren, eine Psychose entwickeln.

Menschen, die schon mal eine Psychose hatten, ob mit oder ohne Cannabis oder anderen Drogen, sind auf jeden Fall besonders empfindlich hinsichtlich der Auslösung von drogeninduzierten Psychosen, weil sie auf jeden Fall eine höhere Vulnerabilität, d.h. Veranlagung haben. Bei diesen Menschen wird oft ein Rückfall durch das Cannabisrauchen getriggert, der im Weiteren wie eine „normale" psychotische Episode verläuft.

An dieser Stelle geht der Therapeut an das Flipchart und zeichnet ein Modell (Skizze), mit dessen Hilfe er die Zusammenhänge zwischen Vulnerabilität und Drogenwirkungen erläutert. Dieses Modell findet sich in der Abbildung 7. Der Therapeut zeichnet zunächst die 8 V-Säulen (Vulnerabilität) und ergänzt die „On-top-Säulen" parallel zu seinen Ausführungen.

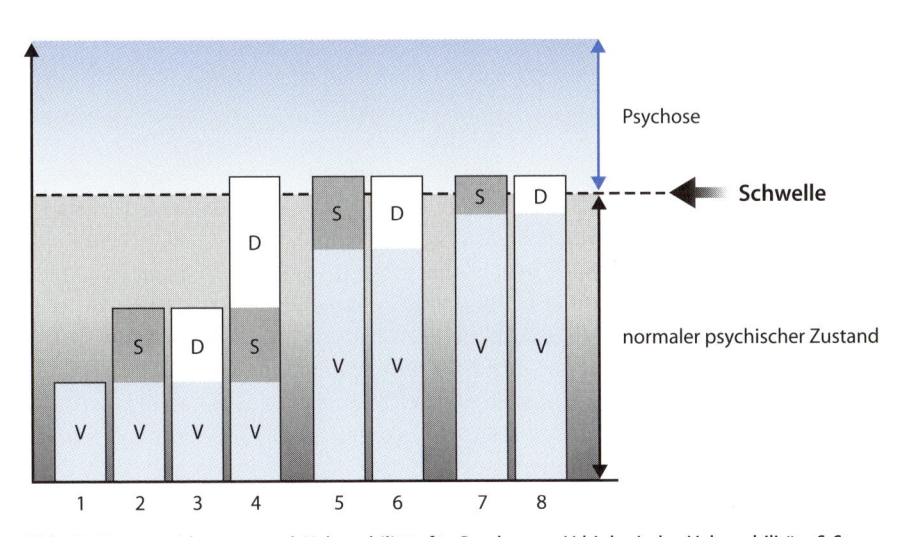

Abb. 7. Drogenwirkungen und Vulnerabilität für Psychosen; *V* biologische Vulnerabilität, *S* Stressoren, verschiedene psychische Belastungen, *D* Drogen (Cannabis, Amphetamine, Kokain, Halluzinogene, Ecstasy)

▌ „Diese Säulen stellen Menschen mit ihrer individuellen *Vulnerabilität* für die Entwicklung einer Psychose dar. Die ersten 4 Menschen links sind am günstigen Ende des Spektrums: Sie sind von Natur aus psychisch „robust", d. h. sie haben eine niedrige Vulnerabilität, sie sind relativ weit entfernt von der Schwelle für eine Psychose. Auch in Zeiten starker psychischer Belastungen, oder wenn sie Cannabis oder andere Drogen konsumieren, werden sie normalerweise nicht psychotisch werden. Wenn einmal z. B. starker Stress *und* ein starker Cannabiskonsum zusammenkommen sollten, kann es passieren, dass ein solcher Mensch auch mal eine kurze psychotische Episode entwickelt. Das ist dann eine *drogeninduzierte Psychose*, die sich schnell wieder gibt und nicht mehr wiederkommt, wenn diese Person nicht mehr raucht.

Die beiden letzten Personen (7 und 8) sind am anderen Ende des Spektrums: Sie haben eine sehr hohe Vulnerabilität. Bei ihnen reichen schon mäßige Belastungen oder ein sehr mäßiger Cannabiskonsum zum Ausbruch einer Psychose aus. Diese Menschen müssen sich wahrscheinlich über längere Zeiträume mit Medikamenten schützen und generell auch mit ihrer Lebensführung sehr auf sich achten.

▌ Die Personen 5 und 6 in der Mitte haben auch eine erhöhte, wenn auch nicht ganz so hohe Vulnerabilität. Auch sie werden aber in Zeiten stärkerer psychischer Belastungen oder bei Drogenkonsum mit einiger Wahrscheinlichkeit eine Psychose entwickeln.

Leider weiß kein Mensch von Anfang an, d. h. vor der ersten Psychose, ob er eine hohe oder eine niedrige Vulnerabilität hat. Und im jungen Alter, wenn viele Menschen mehr oder weniger intensiv mit Cannabis und anderen Drogen experimentieren, also mit 17–25, werden nach diesem Modell die wenigen Vulnerablen eine Psychose entwickeln (s. Säule 6), während die vielen Nichtvulnerablen (s. Säule 3) diese Phase ohne solche Komplikationen hinter sich bringen werden. Die Vulnerablen hätten die Psychose zu diesem Zeitpunkt wahrscheinlich nicht entwickelt, wenn sie nicht konsumiert hätten. Es kann natürlich sein, dass sie später, z. B. unter psychischen Belastungen, doch psychotisch geworden wären (s. Säule 5). Große Studien zeigen, dass Patienten mit Psychosen, die auch Cannabis oder einige andere Drogen konsumieren (Halluzinogene, Amphetamine,) im Durchschnitt jünger sind, wenn sie ihre erste Psychose bekommen; d. h. *Drogenkonsum im jungen Alter kann den Ausbruch einer Psychose bei vulnerablen Menschen beschleunigen.* Es ist aber theoretisch auch möglich, dass ein vulnerabler Mensch nie eine Psychose entwickelt hätte, wenn er nicht konsumiert hätte. Das kann letztlich keiner sicher sagen.

> Wenn aber jemand nach der ersten psychotischen Phase weiter oder wieder konsumiert, dann erhöht er auf jeden Fall sein Risiko einen Rückfall zu bekommen. Dazu passen die Ergebnisse von großen Studien, die zeigen, *dass schizophrene Patienten, die häufig Cannabis oder andere stärkere halluzinogene Drogen konsumieren, durchschnittlich häufiger ins Krankenhaus müssen, mehr Medikamente nehmen müssen und insgesamt einen schlechteren Verlauf der Psychose haben.*
>
> Schließlich kann täglicher, regelmäßiger Haschischkonsum zumindest bei manchen Menschen auch zu einer zunehmenden Antriebsarmut, Einengung von Interessen und Einschränkung von sozialen Kontakten und Aktivitäten beitragen (sog. *amotivationales Syndrom*), d.h. auch diesbezüglich: Das, wogegen oft geraucht wird, nimmt langfristig durch das Rauchen zu.
>
> Das heißt: insgesamt und langfristig überwiegen die Nachteile durch das Rauchen von Cannabis, obwohl es einem damit erst mal besser geht."

Anschließend spricht der Therapeut mögliche *Verhaltensalternativen* zum Konsum an:

> „Nun haben wir die Probleme besprochen, die langfristig durch Cannabis entstehen können. Auf der anderen Seite tut aber Cannabis kurzfristig oft gut, z.B. wenn man sich lustlos oder angespannt fühlt. Die wichtige Frage ist als: Welche Alternativen gibt es, die langfristig weniger risikoreich sind? Was kann ich ansonsten tun und was kann mir helfen, damit ich nicht rauchen muss? Vieles, was wir schon in der letzten Stunde gesammelt haben, gilt auch hier: Lassen Sie uns das in Erinnerung rufen und vielleicht fällt uns noch etwas ein."

Das Vorgehen beim Besprechen der Alternativen entspricht im Wesentlichen dem Vorgehen in der zweiten Sitzung des PTDD. Anders als bei der zweiten Sitzung soll jedoch möglichst ein Patient und nicht der Kotherapeut die Rolle des Schriftführers übernehmen. Ferner haben die Patienten zunächst die Aufgabe, die Ideen aus der letzten Sitzung zu erinnern und wiederzugeben. Dieser Abschnitt der Sitzung kann dazu genutzt werden die einzelnen Vorschläge detaillierter bzw. konkreter zu besprechen.

- Alternativen/Hilfsmöglichkeiten
    1. gegen potenzielle Positivsymptome (Unruhe, Anspannung, Schlafstörungen):

kurzfristig: Entspannungsübungen, warmes Bad, ruhige Musik, Malen, sich im Haushalt o. ä. beschäftigen, Spazierengehen, Joggen, Trimmrad, Anwesenheit von Vertrauenspersonen suchen, Gespräch mit Vertrauenspersonen suchen;

langfristig: Medikation zusammen mit behandelndem Arzt überprüfen und evtl. verändern, Lebens- und Wohnsituation überprüfen (z. B. Schwierigkeiten oder Überforderung am Arbeitsplatz? Konflikte und Spannungen im privaten Umfeld?) und ggf. nach Lösungsmöglichkeiten suchen;

Tabelle 5. Beispiel für die erstellte Tabelle in der dritten Sitzung des PTDD

	Cannabis (C)
■ **Motivation/ Erwartung**	Neugier, weil Freunde auch rauchen, bei Langeweile, um sich lockerer im Kontakt zu fühlen, gegen Schlafprobleme, gegen Unruhe, Anspannung
■ **Erfolg**	kurzfristig: +++ langfristig: +/−
■ **Probleme/ Gefahren**	psychisch kurzfristig: Halluzinationen, Verwirrtheit (psychotischer Rauschverlauf) psychisch langfristig: Auslösung von Psychosen Verstärkung psychotischer Positiv-Symptome (z. B. Halluzinationen, Wahnvorstellungen, körperliche Missempfindungen, Realitätsverkennung) Verstärkung psychotischer Negativ-Symptome (↓ Aktivität, ↓ Interessen, Lustlosigkeit)
■ **Alternativen/ Hilfen allgemein**	Versuchungssituationen meiden Freundeskreis überprüfen
■ **bei Positiv-symptomen**	kurzfristig: Entspannungsübungen, warmes Bad, Haushaltsarbeit, Musik, Trimmrad, Joggen, Kontakt zu Vertrauenspersonen langfristig: Medikation überprüfen Problem-, Spannungsquellen überprüfen (z. B. am Arbeitsplatz, in Familie), nach Lösungen suchen, mit Vertrauenspersonen beraten
■ **bei Negativ-symptomen**	Lebens-/Wohnsituation überprüfen (z. B. regelmäßige Beschäftigung, Wohngemeinschaft?) sozialtherapeutische Angebote, Hobbies, Tagesplanung und -struktur Medikation überprüfen

++ sehr gute Wirkung, + gute Wirkung, +/− Wirkung wechselhaft oder nicht ausreichend, − keine Wirkung

2. gegen potenzielle Negativsymptome (Rückzug, Schwierigkeiten sich mitzuteilen, keine Freude an Aktivitäten, Initiativemangel, Langeweile, Depressivität, nicht wissen wie mit Freizeit umgehen u. ä.):
Lebens- und Wohnsituation überprüfen (Könnten z. B. die Aufnahme einer regelmäßigen Beschäftigung oder der Umzug in eine Wohngemeinschaft hilfreich sein?); sozialtherapeutische Angebote in Anspruch nehmen; ein neues Hobby suchen oder versuchen ein altes Hobby zu reaktivieren; Tagesplanung und -struktur stärker beachten; evtl. Medikation zusammen mit behandelndem Arzt überprüfen (z. B. könnten die Umstellung auf ein anderes Neuroleptikum oder die zusätzliche Einstellung auf ein Antidepressivum sinnvoll sein);
3. allgemein
Situationen meiden, die eine große Versuchung bedeuten, wie z. B. Kontakt mit bestimmten Personen; evtl. Freundeskreis überprüfen und versuchen gezielt einen neuen Freundeskreis aufzubauen.

Die Tabelle 5 ist ein Beispiel dafür, wie die erstellte Tabelle in der dritten Sitzung des PTDD aussehen könnte.

Eine Liste mit den wichtigsten Gefahren durch Cannabis und das Schema „Drogenwirkungen und Vulnerabilität für Psychosen" (Abb. 7) werden den Patienten am Ende der Sitzung als vorbereitete Handouts mitgegeben.

Die Sitzung endet mit dem Abschlussblitzlicht.

6.2.4 Vierte Sitzung: Antriebsteigernde und bewusstseinsverändernde Substanzen (Amphetamine, Kokain, Ecstasy, Halluzinogene)

Vorbemerkung: Je nach Zusammensetzung bzw. Ausmaß der Erfahrungen der Gruppenmitglieder mit diesen Substanzen kann es sein, dass eine Sitzung nicht ausreicht, um alle wichtigen Aspekte zu diesen Substanzen zu besprechen. Es ist auf jeden Fall sinnvoll „erfahrenen" Patienten die Möglichkeit zu geben ausführlich über ihre Erlebnisse zu sprechen und ihr Wissen an andere Mitglieder weiterzugeben. Auf der anderen Seite erscheint es nicht sinnvoll von vornherein starr 2 Sitzungen zu planen: Falls die Gruppenmitglieder keine oder nur sehr wenig eigene Erfahrungen haben, könnte die Sitzung allzu leicht in ein „Dozieren" der Therapeuten ausarten, was nach aller Erfahrung wenig wirksam ist. In diesem Fall sollten die Therapeuten sich mit ihren Ausführungen kürzer fassen und sich innerhalb einer Sitzung auf das Wesentliche konzentrieren.

Die Sitzung beginnt mit dem Blitzlicht.

Der Therapeut rekapituliert kurz die letzten Stunden und zeigt erneut das in der ersten Sitzung erarbeitete Schema der Wirkungen von Suchtstoffen (s. Abb. 6 und Abschnitt 6.2.1).

> „Wir haben seit Beginn unserer Gruppe besprochen, dass es viele Stoffe mit verschiedenen psychischen Effekten gibt. Auch die Gefahren, die von diesen Stoffen ausgehen, sind unterschiedlich gelagert. Wir haben zunächst über Alkohol und Beruhigungsmittel gesprochen. In der letzten Stunde ging es um Cannabis, das teilweise ähnlich dämpfend und entspannend wie Alkohol wirkt, aber auch leichtere halluzinogene Effekte hat und Psychosen triggern kann. Heute wollen wir über aktivierende und halluzinogene Drogen sprechen, wie z.B. Speed, Ecstasy und LSD."

Dann beginnt das *„Sammeln"* von Informationen bei den Gruppenmitgliedern.

> „Wer hat Erfahrungen mit diesen Stoffen und möchte darüber sprechen? Wir halten auch heute das Wichtigste an der Tafel fest."

Ein Schriftführer wird unter den Patienten gewählt. Er entwirft (evtl. mit Hilfe) am Flipchart eine *Tabelle* mit mehreren *Zeilen* für *Motivation/Erwartung, Erfolg kurzfristig/langfristig, Probleme/Komplikationen kurzfristig/langfristig/psychisch/körperlich,* und *Alternativen/Hilfen* sowie 3 *Spalten für Stimulanzien (S), Ecstasy (E)* und *Halluzinogene (H)*. Das Vorgehen beim „Sammeln" ist identisch mit dem Vorgehen in der zweiten und dritten Sitzung. Zwei oder 3 Gruppenmitglieder können sich im Verlauf der Sitzung bei der Schriftführerfunktion abwechseln.

- Häufige Gründe für Konsum/Motivation
 bei *Stimulanzien*: aktiver sein, sich besser fühlen, sich im Kontakt mit anderen selbstsicherer und lockerer fühlen, Trägheit überwinden, Langeweile, Lustlosigkeit und traurige, besorgte Stimmung bekämpfen;
 bei *Halluzinogenen*: „Bewusstseinserweiterung" erleben, mit „Grenzen" experimentieren, ästhetisches Erleben;
 bei *Ecstasy*: etwas Angenehmes erleben, sich wohl und entspannt fühlen in der Gesellschaft anderer, etwas gemeinsam mit Freunden erleben, Langeweile, Lustlosigkeit und traurige, besorgte Stimmung bekämpfen.

Auch Menschen, die keine Psychose haben, nehmen Stimulanzien und Ecstasy oft aus den gleichen Gründen. Bei schizophrenen Patienten können aber die genannten Motivationen ihre Wurzeln zumindest zum Teil in krankheitstypischen Defiziten haben. In diesem Fall kann der Konsum einen *Selbstmedikationsversuch bei Negativsymptomen* darstellen.

- Erfolg
  bei *Stimulanzien* und *Ecstasy* zunächst gut;
  bei *Halluzinogenen* unterschiedlich, Rauschverlauf auch intraindividuell sehr variabel;
  bei häufigerem Konsum oft Nachlassen der angenehmen Effekte von Ecstasy;
  langfristig durch unangenehme Neben-/Nacheffekte von Stimulanzien und Ecstasy Teufelskreis mit Verstärkung der Probleme/Beschwerden.

- Gefahren
  1. Psychische Komplikationen
  bei Speed und stärker noch *bei Kokain*: im Rausch manchmal nicht angenehme Stimmungsaufhellung, sondern *gereizte Stimmung*, Aggressivität und Enthemmung → leichtere Verwicklung z. B. in Schlägereien;
  bei Gewöhnung im *Entzug* (auch im relativen Entzug, wenn die Drogenwirkung nachlässt) „Reboundeffekt" mit trauriger Verstimmung, Rückzug, Erschöpfung und Energiearmut (cave: Suizidalität), d. h. Verstärkung der Probleme, „gegen die" Stimulanzien oft genommen werden;

  bei Speed: rasche *Gewöhnung*, d. h. die Dosis reicht nicht aus, eine *Dosissteigerung* ist erforderlich, um die erwünschten Effekte aufrechtzuerhalten;

  bei Ecstasy: im Rausch meistens angenehme Entspannung, aber manchmal Unruhe, Angstzustände;
  in der Regel keine Gewöhnung mit Dosissteigerung (Ausnahmen möglich);
  regelmäßig in den Tagen nach Konsum „Reboundeffekt" mit Verstimmung, Mattigkeit, Kopfschmerzen, Ängstlichkeit, Irritierbarkeit, d. h. auch hier Verstärkung der Probleme, „gegen die" Ecstasy oft genommen wird;

  bei Psilocybin-Pilzen, LSD und anderen Halluzinogenen: keine Gewöhnung, keine Entzugserscheinungen; Flash-backs (nicht häufig);

  bei allen 3 Substanzgruppen (ähnlich wie auch bei Cannabis): Gefahren der psychotischen Rauschverläufe und der drogeninduzierten Psychosen.

Die wichtigsten Punkte bzgl. der psychotischen Rauschverläufe und der drogeninduzierten Psychosen können etwa wie folgt formuliert werden:

> „Was *beim Konsum akut* üblicherweise passiert, umfasst bei Ecstasy und deutlicher noch bei LSD und anderen Halluzinogenen Veränderungen der Wahrnehmung, Veränderungen des Zeiterlebens, Veränderungen des Erlebens der eigenen Grenzen u. ä. (sog. Bewusstseinserweiterung). Bei Speed und Kokain treten solche Phänomene normalerweise nicht auf.
> Allerdings können bei allen 3 Substanzgruppen über die „üblichen" Phänomene hinaus auch eindeutige psychotische Symptome auftreten: Halluzinationen, Situationsverkennungen und Wahngedanken, die dann oft Angst machen. Für Amphetamine sind unangenehme körperliche Missempfindungen und Verfolgungsängste typisch (*Speedparanoia*). Unter LSD oder anderen Halluzinogenen können extrem ängstigende Halluzinationen mit Todesängsten verbunden sein (*Horrortrip*). In diesen Fällen sprechen wir wieder von *psychotischen Rauschverläufen*, und solche Rauschverläufe sind, wie wir bereits in der letzten Sitzung über Cannabis besprochen haben, bei Menschen mit entsprechender Vulnerabilität bzw. bei Menschen, die schon mal eine Psychose hatten, häufiger.
> Außerdem können durch den Konsum all dieser Substanzen Psychosen angestoßen werden, die dann über Tage bis hin zu Wochen und Monaten andauern können, sog. *drogeninduzierte Psychosen*. Auch hier gelten die gleichen Zusammenhänge mit der individuellen Vulnerabilität für die Entwicklung von Psychosen, die wir in der letzten Sitzung über Cannabis besprochen haben. Können Sie Sich erinnern? Will jemand versuchen es zusammenzufassen?"

An dieser Stelle zeigt der Therapeut erneut das in der dritten Sitzung erarbeitete *Schema der Zusammenhänge zwischen Drogenwirkungen und Vulnerabilität für Psychosen* (s. Abb. 7, Abschnitt 6.2.3) und lässt die Patienten die besprochenen Zusammenhänge entwickeln, wobei er nach Bedarf ergänzt oder behutsam korrigiert.

Grundsätzlich sollen die wichtigsten Punkte aus der dritten Sitzung wiederholt werden (s. Abschnitt 6.2.3):
1. Bei einer hohen Vulnerabilität reicht auch wenig Drogenkonsum für die Auslösung einer Psychose aus.
2. Menschen, die schon einmal eine Psychose hatten, haben in der Regel von Natur aus eine hohe Vulnerabilität für Psychosen. Sie sind bei Drogenkonsum besonders rückfallgefährdet.
3. *Schizophrene Patienten, die häufig Cannabis oder andere stärkere halluzinogene Drogen und Stimulanzien konsumieren, müssen durchschnittlich häufiger ins Krankenhaus, müssen durchschnittlich mehr Medikamente nehmen und haben insgesamt einen schlechteren Verlauf ihrer Psychose.*

2. Körperliche Komplikationen
Über die psychischen Komplikationen hinaus drohen bei Stimulanzien und Ecstasy auch körperliche Folgeschäden.

Bei Speed und Ecstasy akut im Rausch schwere körperliche Komplikationen möglich: wegen Blutdrucksteigerung und Wirkungen auf die Herzfunktion Herzinfarkte, Hirn- und andere Blutungen möglich, insbesondere bei älteren Menschen oder Menschen mit Vorschädigungen relevant;

bei Ecstasy und gleichzeitiger körperlicher Anstrengung (cave: stundenlanges Tanzen auf Parties) akut Überhitzung des Körpers mit Auslösung schwerer Organschäden und tödlichem Ausgang möglich;

bei stärkerem Ecstasykonsum Leberschädigungen beschrieben (subakut);

bei stärkerem Ecstasykonsum toxische Effekte am Gehirn mit Gedächtnis- und Lerndefiziten nach heutigem Stand des Wissens wahrscheinlich;

bei Ecstasy noch viele andere seltenere Organkomplikationen;

bei Ecstasy schwer einschätzbare Gefahren dadurch, dass die Pillen häufig auch andere Substanzen und Kombinationen enthalten (häufig Amphetamine, manchmal Koffein und Schmerzmittel, vereinzelt auch sehr gefährliche „atypische" halluzinogene Wirkstoffe, z. B. Atropin);

LSD und andere Halluzinogenen wie z. B. *Psilocybinpilze* im Kontrast hierzu körperlich besser verträglich, keine schwerwiegenden körperlichen Komplikationen bei Erwachsenen.

Die oben aufgeführten körperlichen Folgeschäden durch Amphetamine und Ecstasy müssen nicht im Detail besprochen werden. Das Ziel ist den Patienten zu vermitteln, dass es viele verschiedene Komplikationen gibt – häufige und seltenere –, die z. T. schwerwiegend sind. Bei Nachfragen seitens der Patienten sollten jedoch die Therapeuten in der Lage sein detailliertere Informationen zu geben.

Schließlich sollten die Therapeuten kurz das *Problem des Mischkonsums* ansprechen: Wenn verschiedene Stoffe (z. B. Ecstasy, Benzodiazepine, Alkohol) kurz hintereinander konsumiert werden, vermischen sich die Effekte und die möglichen Wechselwirkungen können unübersichtlich und besonders gefährlich sein.

Letztlich spricht der Therapeut, wie in den vorausgegangenen Sitzungen, die möglichen *Hilfen und Verhaltensalternativen zum Konsum* an. Er bittet die Patienten die bereits erarbeiteten Ideen zu erinnern und wiederzugeben. Das Vorgehen entspricht demjenigen in der dritten Sitzung (s. Abschnitt 6.2.3).

■ Alternativen/Hilfsmöglichkeiten

1. gegen potenzielle Negativsymptome (Rückzug, Schwierigkeiten sich mitzuteilen, keine Freude an Aktivitäten, Initiativemangel, Langeweile, Depressivität, nicht wissen wie mit Freizeit umgehen u. ä.):
Lebens- und Wohnsituation überprüfen (Könnten z. B. die Aufnahme einer regelmäßigen Beschäftigung oder der Umzug in eine Wohngemeinschaft hilfreich sein?); sozialtherapeutische Angebote in Anspruch nehmen; ein neues Hobby suchen oder versuchen ein altes Hobby zu reaktivieren; Tagesplanung und -struktur stärker beachten; evtl. Medikation zusammen mit behandelndem Arzt überprüfen;

2. allgemein:
Situationen meiden, die eine große Versuchung bedeuten, wie z. B. Kontakt mit bestimmten Personen; evtl. Freundeskreis überprüfen und versuchen gezielt einen neuen Freundeskreis aufzubauen.

Die Tabelle 6 ist ein Beispiel dafür, wie die erstellte Tabelle in der vierten Sitzung des PTDD aussehen könnte.

Nun erläutert der Therapeut, dass alle vorgesehenen Themen des psychoedukativen Trainings besprochen worden seien. Er kündigt an, dass die darauf folgende, letzte Sitzung zur Klärung evtl. noch offener Fragen oder zum Vertiefen einzelner Themenbereiche gedacht ist. Er bittet die Gruppenmitglieder sich bis dahin zu überlegen, welche Themen sie besprechen wollen. Nach unserer Erfahrung nimmt die Gruppe das Angebot, selbst die Themen der Abschlusssitzung zu bestimmen gerne an. Häufig wird von den Gruppenteilnehmern spontan gewünscht noch einmal ausführlich über die Alternativen zum Konsum und die Hilfsmöglichkeiten zu sprechen.

Am Ende der Sitzung werden den Patienten 2 Listen als vorbereitete Handouts mitgegeben. In der ersten Liste werden die wichtigsten Gefahren durch Halluzinogene, Stimulanzien und Ecstasy aufgeführt. Die zweite Liste ist eine Aufstellung der in den vorausgegangenen 3 Sitzungen erarbeiteten Alternativen zum Konsum bzw. Verhaltensstrategien. Die Patienten werden ermuntert sich bis zur folgenden Sitzung darüber Gedanken zu machen und evtl. diejenigen Verhaltensmaßnahmen zu unterstreichen, die bei ihnen am ehesten erfolgversprechend sein könnten.

Die Sitzung endet mit dem Abschlussblitzlicht.

Tabelle 6. Beispiel für die erstellte Tabelle in der vierten Sitzung des PTDD

	Amphetamine (Speed), Kokain	Ecstasy	Halluzinogene (LSD, Pilze)
■ Motivation/ Erwartung	Neugierde um sich energievoller, selbstsicherer, unternehmungslustiger zu fühlen	Neugierde weil Freunde auch konsumieren, um sich lockerer im Kontakt zu fühlen	Neugierde Experimentieren mit „Bewusstseinserweiterung"
■ Erfolg	kurzfristig: ++	++	+/–
	langfristig: +/–	+/–	+/–
■ Probleme/ Gefahren	psychisch kurzfristig: Gereiztheit, Aggressivität psychotischer Rauschverlauf (Paranoia)	Unruhe, Angst psychotischer Rauschverlauf	psychotischer Rauschverlauf (Horrortrip)
	psychisch langfristig: Gewöhnung, bei Amph. Dosissteigerung im Entzug ↑ lustlos, energielos, matt Auslösung von Psychosen	nach Konsum „Kater": energielos, matt, deprimiert, irritierbar Auslösung von Psychosen	Auslösung von Psychosen Flashbacks
	körperlich kurzfristig: ↓ Blutdruck → Blutungen, Infarkte	↓ Blutdruck → Blutungen, Infarkte Überhitzung → Tod	
	körperlich langfristig: Herzrhythmusstörungen, Herzmuskelschwäche, Herzinfarkte, bei Kokain Lungenschädigung	Leberschäden toxische Hirnschäden (↑ Gedächtnis) chemische Zusammensetzung unsicher	
■ Alternativen/ Hilfen allgemein	Versuchungssituationen meiden, Freundeskreis überprüfen		
■ bei Negativsymptomen	Lebens-/Wohnsituation überprüfen (z. B. regelmäßige Beschäftigung, Wohngemeinschaft?) sozialtherapeutische Angebote Hobbies Tagesplanung und -struktur		

++ sehr gute Wirkung, + gute Wirkung, +/– Wirkung wechselhaft oder nicht ausreichend, – keine Wirkung

6.2.5 Fünfte Sitzung: Feed-back durch Gruppenteilnehmer – Diskussion einzelner Punkte nach Wunsch der Teilnehmer

Die Sitzung beginnt und endet mit dem Blitzlicht.

Zunächst bittet der Therapeut die Gruppenmitglieder um ihr Feed-back bzgl. des psychoedukativen Trainings. Er notiert sich Wünsche und Verbesserungsvorschläge, um sie evtl. bei späteren Gruppen zu berücksichtigen.

Aus diesem Feed-back ergeben sich meistens auch die Wünsche für eine Diskussion einzelner Themen in der letzten Sitzung. Der Therapeut sollte hierbei möglichst auf die Wünsche der Gruppenmitglieder eingehen. Häufig wird gewünscht ausführlich über die Alternativen zum Konsum und die Hilfsmöglichkeiten zu sprechen. Dies ist nach unserer Erfahrung ein sehr geeignetes Thema für die Abschlusssitzung. In diesem Fall sollte am Ende der Sitzung jedes Mitglied die für ihn „passendsten" Verhaltensalternativen und Strategien nennen und auf dem Handout unterstreichen oder ergänzen.

6.3 Handouts

PTDD, Handout Nr. 1, 1. Sitzung: Einleitung

dämpfend / angstlösend / entspannend / abschirmend
Alkohol
Beruhigungs- u. Schlafmittel (z. B. Valium, Tavor)
Opiate (z. B. Heroin)

Aktivität / Antrieb ↓
↓↓
Glücksgefühle

Cannabis

Amphetamine (»Speed«)
Kokain

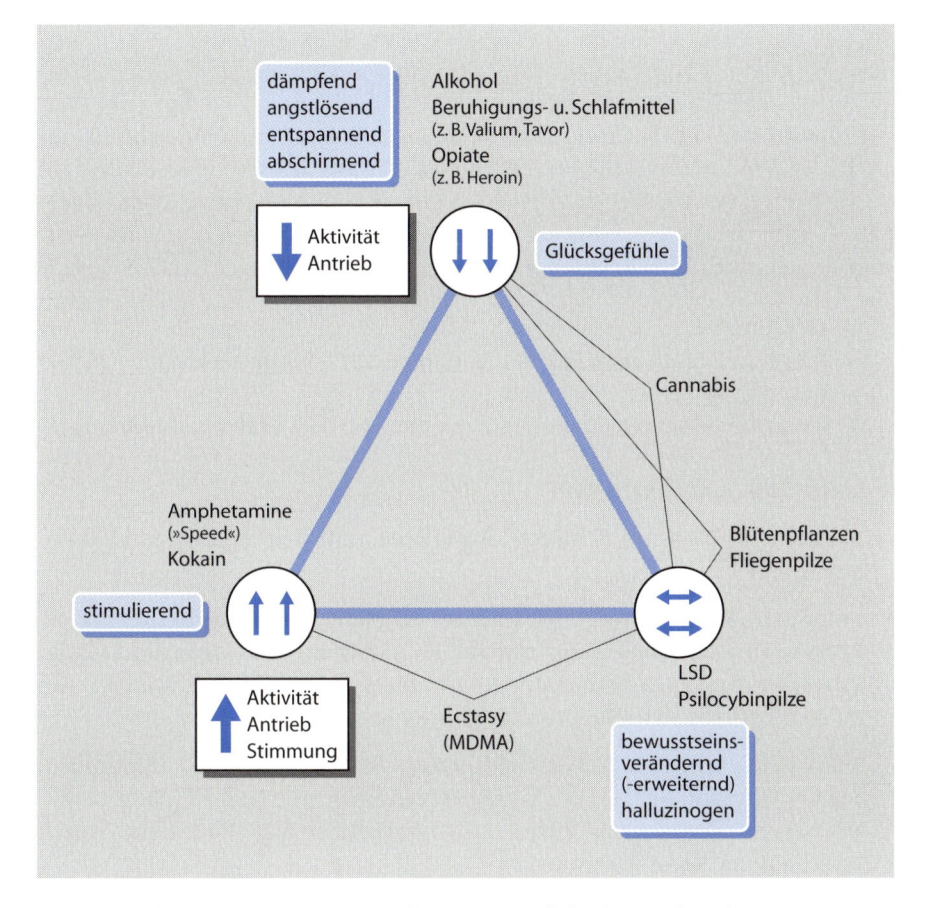

Blütenpflanzen
Fliegenpilze

stimulierend
↑↑
↔

LSD
Psilocybinpilze

Aktivität / Antrieb / Stimmung ↑
Ecstasy (MDMA)

bewusstseinsverändernd (-erweiternd) halluzinogen

Abb. Psychische Wirkungen von Suchtstoffen; *MDMA* Methylendioxymethamphetamin

PTDD, Handout Nr. 2, 2. Sitzung: Alkohol und Beruhigungsmittel

Gefahren durch Alkohol

- **Psychische Komplikationen**

⇒ häufig:
Gewöhnung, Abhängigkeit, Dosissteigerung, Wirkungsverlust

⇒ häufig:
Bei Nichteinnahme Entzugssymptome: Unruhe, Zittern, Schwitzen

⇒ manchmal:
Schwere Entzugsymptome: Bewusstseinstrübung, Halluzinationen, Wahnvorstellungen, Verwirrtheit (Delir)

⇒ manchmal:
1. akustische Halluzinationen (Stimmen) über Monate möglich (Halluzinose)
2. Wahnvorstellungen, dass Partner einen betrügt (Eifersuchtswahn)

- **Körperliche Komplikationen**

Bei starkem Konsum schwere körperliche und bleibende Komplikationen möglich:

⇒ Gehirn: Krampfanfälle im Entzug, Gedächtnisstörungen (Korsakow-Syndrom), Hirnschädigung mit Augenbewegungsstörungen und Gangstörung (Wernicke-Enzephalopathie), zunehmende Einschränkung von intellektuellen Leistungen durch Hirnschwung

⇒ Körper: schwere Leberschädigung, Magengeschwüre, Blutungen, Schädigung der Nerven an Armen und Beinen mit Gefühls- und Gangstörungen (Polyneuropathie), u.a., Verwahrlosung, Todesfälle durch verschiedene Komplikationen

PTDD, Handout Nr. 3, 2. Sitzung: Alkohol und Beruhigungsmittel

Gefahren durch Beruhigungsmittel (z. B. Valium, Tavor u. ä.)

- **Psychische Komplikationen**

⇒ häufig:
Gewöhnung, Abhängigkeit, Dosissteigerung, Wirkungsverlust

⇒ häufig:
Bei Nichteinnahme Entzugssymptome: Unruhe, Zittern, Schlafstörungen, Ängstlichkeit

⇒ manchnmal:
Bei Nichteinnahme stärkere Entzugssymptome (ähnlich wie beim Alkoholentzug): Delir mit Halluzinationen, Wahnvorstellungen, Verwirrtheit

PTDD, Handout Nr. 4, 3. Sitzung: Cannabis

Gefahren durch Cannabis

■ Psychische Komplikationen

⇒ häufig: psychotischer Rauschverlauf (neue psychotische Symptome) oder Zunahme der bereits bestehenden psychotischen Symptome (psychotische Symptome angestoßen durch Joints, die aber über Wochen und Monate andauern können)
wichtig: Vulnerabilität!!

⇒ häufig: bei Vorgeschichte einer Psychose → Triggern einer neuen psychotischen Epidose durch das Cannabisrauchen

⇒ Schizophrene Patienten, die nebenbei auch Cannabis oder andere stärkere halluzinogene Drogen konsumieren:
 - müssen durchschnittlich häufiger ins Krankenhaus
 - müssen insgesamt mehr Medikamente nehmen
 - haben insgesamt einen schlechteren Verlauf

⇒ häufig: bei starkem, täglichem Haschischkonsum:
Antriebsarmut, Einengung von interessen, Einschränkung von Aktivtäten und sozialen Kontakten (amotivationales Syndrom)

PTDD, Handout Nr. 5, 3. Sitzung: Cannabis

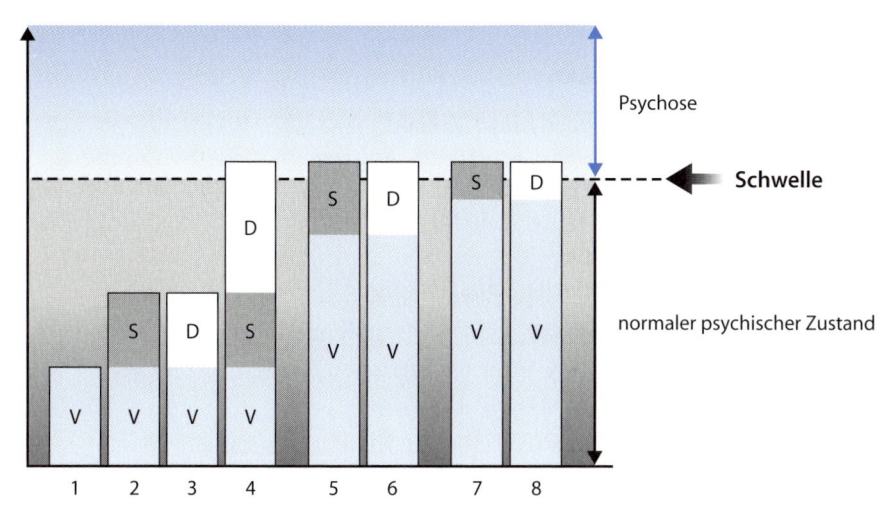

Abb. Drogenwirkungen und Vulnerabilität für Psychosen; *V* biologische Vulnerabilität, *S* Stressoren, verschiedene psychische Belastungen, *D* Drogen (Cannabis, Amphetamine, Kokain, Halluzi-

PTDD, Handout Nr. 6, 4. Sitzung: Stimulanzien, Halluzinogene, Ecstasy

Gefahren durch Amphetamine, Kokain, Ecstasy, Halluzinogene

- **Psychische Komplikationen**

    Bei Amphetaminen (Speed) und Kokain
    ⇒ häufig: im Rausch Gereiztheit, Aggressivität, Enthemmung
    ⇒ häufig: bei Gewöhnung und dann Nichteinnahme, d.h. im Entzug stärkere traurige Verstimmung, Rückzug und Energiearmut
    ⇒ häufig: psychotische Rauschverläufe (Speedparanoia)

    Bei Amphetaminen (Speed)
    ⇒ häufig: rasche Gewöhnung, Dosissteigerung
    ⇒ häufig: drogeninduzierte Psychosen

    Bei Ecstasy
    ⇒ manchmal: im Rausch Unruhe, Angstzustände
    ⇒ häufig: in den Tagen nach Konsum traurige Verstimmung, Mattigkeit, Kopfschmerzen, Ängstlichkeit, Unruhe
    ⇒ manchmal: psychotische Rauschverläufe
    ⇒ manchmal: drogeninduzierte Psychosen

    Bei Pilzen, LSD und anderen Halluzinogenen
    ⇒ häufig: psychotische Rauschverläufe (Horrortrips)
    ⇒ häufig: drogeninduzierte Psychosen
    ⇒ manchmal: Flash-backs

- **Körperliche Komplikationen**

    - Bei Speed und Ecstasy akut im Rausch Blutdrucksteigerung, Herzinfarkte, Hirn- und andere Blutungen möglich
    - bei Ecstasy akut auch Überhitzung des Körpers mit Ausfall mehrerer Körperfunktionen und tödlichem Ausgang möglich
    - bei Ecstasy Tage nach dem Konsum Leberentzündungen
    - bei Ecstasy Vorsicht: Du weißt nie, was in den Pillen drin ist

PTDD, Handout Nr. 7, 4. Sitzung: Stimulanzien, Halluzinogene, Ecstasy

Alternativen zum Konsum von Alkohol, Beruhigungsmitteln, Cannabis oder anderen Drogen

Beruhigungsmittel nur für kürzere Zeit in Absprache mit dem Arzt!
Was kann ich ansonssten tun, um nicht zu konsumieren?

⇒ gegen Angst, Unruhe, Anspannung, Schlafstörungen, Halluzinationen:
- Medikation zusammen mit behandelndem Arzt überprüfen, evtl. verändern
- Entspannungsübungen
- warmes Bad
- Spazierengeben
- Joggen
- Trimmrad
- Kontakt mit Vertrauenspersonen
- Gespräch suchen
- Lebens- und Wohnsituation überprüfen

⇒ gegen Rückzug, Schwierigkeiten sich mitzuteilen, keine Freude an Aktivitäten, Langeweile, nicht wissen wie mit Freizeit umgehen u. ä.
- Lebens- und Wohnsituation überprüfen
- sozialtherapeutische Angebote in Anspruch nehmen
- Tagesplanung und -struktur stärker beachten
- evtl. Medikation zusammen mit behandeltem Arzt überprüfen
- Umstellung auf anderes Neuroleptikum oder zusätzliche Einstellung auf Antidepressivum erwägen

Anhang: Synopsis Suchtstoffe

Nachfolgend werden die wichtigsten Informationen zu den Akutwirkungen und Komplikationen der Suchtstoffe, die von DD-Patienten häufig missbraucht werden, zusammengefasst. Die Therapeuten, die das psychoedukative Training (PTDD) durchführen, sollten über dieses Basiswissen verfügen, um etwaige Fragen seitens der Patienten adäquat beantworten zu können. Im Sinne der Übersichtlichkeit werden die Informationen in Form von Tabellen präsentiert. Hinweise zu weiterführender Literatur finden sich am Ende des Anhanges (Abschnitt A.IV).

Der Schwerpunkt der Synopsis liegt in der Darstellung der Wirkungen von Substanzen mit psychotomimetischem bzw. psychoseauslösendem Potenzial. Alkohol und Benzodiazepine werden ebenfalls kurz behandelt. Auf eine Darstellung der Opiatwirkungen wurde hier verzichtet, da Opiate nach unserer Erfahrung eine eher geringe Rolle bei DD-Patienten spielen und deswegen bisher im PTDD nicht berücksichtigt wurden.

A.I Neurobiologische und psychotrope Akutwirkungen, Abhängigkeitspotenzial, Entzugssymptome

Tabelle A.1. Kokain/Crack: Akutwirkungen und Entzug

■ Vorkommen, Präparationen	aus Pflanze gewonnen, intranasal, inhalativ, i.v.
■ neurobiologische Akutwirkungen	indirekt dopaminerg, adrenerg
■ psychotrope Akuteffekte	stimulierend → starke Euphorie, Unruhe, Bewegungs- und Explorationsdrang
■ Wirkdauer	kurz: Minuten bis <1 Stunde
■ Abhängigkeitspotenzial	keine ausgeprägte körperliche, aber sehr starke psychische Abhängigkeit
■ Symptome im Entzug	Suchtverlangen, Abgeschlagenheit, depressive Verstimmung
■ Entzugsdauer	Stunden

Tabelle A.2. Stimulanzien (Amphetamine): Akutwirkungen und Entzug

Vorkommen, Präparationen	synthetisch, oral, i.v., intranasal
Substanzen	Amphetamin, Methamphetamin (Speed)
neurobiologische Akutwirkungen	indirekt dopaminerg, adrenerg
psychotrope Akuteffekte	– Euphorie, Selbstsicherheit/Reizbarkeit, Aggressivität – Antriebssteigerung, kurzfristige Leistungssteigerung, Bewegungs- und Explorationsdrang – Überwindung von Müdigkeit, Überwachheit
Wirkdauer	lang: mehrere Stunden
Abhängigkeitspotenzial	deutliche körperliche und psychische Abhängigkeit, Toleranzentwicklung → Dosissteigerung
Symptome im Entzug	Müdigkeit, Leistungsminderung, depressive Verstimmung, cave: Suizidalität keine ausgeprägten physischen Entzugssymptome
Entzugsdauer	7–14 Tage

Tabelle A.3. Klassische Halluzinogene: Akutwirkungen und Entzug

Vorkommen, Präparationen	– synthetisch, oral (z.B. LSD) – Pilze, oral (z.B. Psilocybin) – Kakteen oder synthetisch, oral (z.B. Meskalin)
chemische Gruppen/ Substanzen	
Indolderivate:	Lysergsäurediethylamid (LSD-25), Dimethyltryptamin (DMT, in Ayahuascatee), Psilocybin (in Psilocybinpilzen) u. a.
Phenethylaminderivate:	3,4,5-Trimethoxyphenethylamin (Meskalin), 4-Brom-2,5-Dimethoxyphenethylamin (2-CB), 2,5-Dimethoxy-4-Methylamphetamin (DOM), 2,5-Dimethoxy-4-Bromamphetamin (DOB) u. a.
neurobiologische Akutwirkungen	direkt serotonerg: (partielle) Agonisten am 5-HT_{2A}-Rezeptor
psychotrope Akuteffekte	qualitative Bewusstseinsveränderungen: Wahrnehmungsveränderungen, Synästhesien, Depersonalisation, Derealisation, affektive Veränderungen, Störungen des formalen Gedankenganges und der Realitätserkennung, Veränderungen der Zeitwahrnehmung
Wirkdauer	sehr unterschiedlich (z.B. Psilocybin: 3–4 Stunden, LSD bis 24 Stunden)
Abhängigkeitspotenzial	körperlich fehlend, psychisch im Vergleich zu anderen Drogen gering
Symptome im Entzug	keine typische Entzugssymptomatik

Tabelle A.4. Atypische Halluzinogene: Akutwirkungen und Entzug

■ Vorkommen, Präparationen	Pilze, oral (z. B. Fliegenpilz) Blütenpflanzen, oral (z. B. Engelstrompeten) synthetisch, oral (z. B. PCP, Phencyclidin, Biperiden)
■ chemische Gruppen/Substanzen:	
– pflanzliche Halluzinogene mit anticholinerger Wirkung	Scopolamin, Hyoscyamin, Atropin in Atropa belladonna und Nachtschattengewächsen (Engelstrompeten, Bilsenkraut u. ä.)
– pflanzliche Halluzinogene mit GABAerger Wirkung	Ibotensäure und Muscimol in Amanita muscaria (Fliegenpilz)
– synthetische Anticholinergika	Antiparkinsonmittel: Trihexyphenidyl (Artane®), Biperiden (Akineton®)
– „dissoziative Anästhetika" (NMDA-Antagonisten)	Phencyclidine (z. B. PCP „angel dust"), Ketamin (Ketanest®)
■ neurobiologische Akutwirkungen	verschieden, s. o.
■ psychotrope Akuteffekte	qualitative Bewusstseinsveränderungen wie bei klassischen Halluzinogenen, zusätzlich bereits bei üblicher Dosierung leichtere Bewusstseinstrübung, bei Überdosierung schnell stärkere Bewusstseinstrübung bzw. delirante Symptome
■ Wirkdauer	sehr unterschiedlich
■ Abhängigkeitspotenzial	körperlich fehlend, psychisch im Vergleich zu anderen Drogen gering
■ Symptome im Entzug	keine typische Entzugssymptomatik

NMDA N-methyl-D-Aspartat

Tabelle A.5. Cannabis (Tetrahydrocannabinol (Delta-THC)): Akutwirkungen und Entzug

■ Vorkommen, Präparationen	aus Pflanze gewonnen, Rauchen, oral (Haschisch, Marihuana)
■ neurobiologische Akutwirkungen	Agonist an körpereigenen THC-Rezeptoren
■ psychotrope Akuteffekte	entspannend, leicht „bewusstseinserweiternd", Derealisation, ästhetische Erlebnisse, in höheren Dosen halluzinogene Eigenschaften
■ Wirkdauer	wenige Stunden
■ Abhängigkeitspotenzial	körperlich fehlend, psychisch im Vergleich zu anderen Drogen in der Regel gering (aber: Untergruppe süchtiger Cannabiskonsumenten!)
■ Symptome im Entzug	bei süchtigen Cannabiskonsumenten: Unruhe, Suchtverlangen
■ Entzugsdauer	mehrere Tage

Tabelle A.6. Ecstasy: Akutwirkungen und Entzug

■ Vorkommen, Präparationen	synthetisch, überwiegend Pillen
■ Einzelsubstanzen	– 3,4-Methylenedioxymethylamphetamin (MDMA) – 3,4-Methylenedioxyethylamphetamin (MDE) – 3,4-Methylenedioxyamphetamin (MDA) – N-Methyl-1,1,3-Benzodioxol-5-yl-2-Butanamin (MBDB)
■ neurobiologische Akutwirkungen	indirekt serotonerg und dopaminerg: ↑ Ausschüttung und ↑ Reuptake-Hemmung der endogenen Aminneurotransmitter, bes. Serotonin, aber auch Dopamin und Noradrenalin → deutliche sympathomimetische Begleiteffekte
■ psychotrope Akuteffekte	– Anxiolyse, Entspannung, Glücksgefühle, Gefühl der Nähe zu anderen Menschen, ↑ Bereitschaft zur Kommunikation, Selbstakzeptanz, ↑ Sympathiegefühle – ↑ Antrieb (amphetaminähnlich), aber subjektiv Entspannung („psychovegetative Entkopplung") – in der Regel relativ diskrete Wahrnehmungsveränderungen, Veränderungen des Zeitgefühls – cave: seltener Panikzustände, stärkere halluzinogene Effekte
■ Wirkdauer	3–5 Stunden
■ Abhängigkeitspotenzial	– körperlich gering, psychisch zumeist gering – aber: bei einer Untergruppe von Konsumenten (ca. 10–20%) Hinweise auf Entwicklung einer psychischen und körperlichen Abhängigkeit
■ Symptome im Entzug	fakultativ: Abgeschlagenheit, Schlafstörungen, depressive Verstimmung, Ängstlichkeit, Kopfschmerzen, Appetitminderung, Frösteln
■ Entzugsdauer	3–7 Tage

Tabelle A.7. Alkohol: Akutwirkungen und Entzug

■ neurobiologische Akutwirkungen	komplex, noch nicht ausreichend verstanden, u.a.: – agonistisch an $GABA_A$-Rezeptoren – antagonistisch an Glutamat-NMDA-Rezeptoren
■ psychotrope Akuteffekte	unterschiedlich: zumeist Entspannung, Abschirmung, Dämpfung, Euphorie
■ Wirkdauer	Stunden
■ Abhängigkeitspotenzial	körperlich und psychisch hoch
■ Symptome im Entzug	Unruhe, Schlafstörungen, Anspannung, Agitiertheit, Irritabilität, Zittern, Schwitzen, Tachykardie, hypertone Kreislaufentgleisung, Krampfanfälle bei schwerer Abhängigkeit Entzugsdelir (s. Tabelle A.14)
■ Entzugsdauer	3–10 Tage

Tabelle A.8. Benzodiazepine: Akutwirkungen und Entzug

■ Vorkommen, Präparationen	synthetisch, Tabletten, Tropfen
■ Substanzen	verschiedene Benzodiazepinderivate, s. u.
■ neurobiologische Akutwirkungen	agonistisch am $GABA_A$-Rezeptorkomplex → Verstärkung der hemmenden Funktion GABAerger Neurone
■ psychotrope Akuteffekte	Entspannung, Abschirmung, Anxiolyse, Müdigkeit
■ Wirkdauer	je nach Präparat sehr unterschiedlich – kurz bis mittel, ca. eine halbe bis wenige Stunden: Alprazolam (z. B. Tafil®), Lorazepam (z. B. Tavor®), Oxazepam (z. B. Adumbran®), Bromazepam (z. B. Lexotanil®), Clonazepam (z. B. Rivotril®) – mittel bis lang, ca. 4–10 Stunden: Clobazam (Frisium®), Diazepam (z. B. Valium®) – sehr lang, ca. 12–24 Stunden: Dikaliumclorazepat (Tranxilium®)
■ Abhängigkeitspotenzial	psychisch deutlich, oft auch körperlich
■ Symptome im Entzug	Unruhe, Schlafstörungen, Ängstlichkeit, Irritabilität, depressiv-dysphorische Verstimmung, Zittern, Schwitzen, Tachykardie seltener Delir
■ Entzugsdauer	je nach Halbwertszeit des Präparates, Dosis und Dauer des vorangegangenen Missbrauchs: Tage bis mehrere Wochen, seltener Monate

A.II Psychiatrische Komplikationen

Tabelle A.9. Kokain/Crack: Psychiatrische Komplikationen

Komplikation	Kodierung nach ICD-10	Beschreibung	Dauer	Behandlung
■ toxische Psychose	F14.03/F14.04 (akute Intoxikation mit Delir/mit Wahrnehmungsstörungen)	psychotischer Rauschverlauf mit Wahn und Halluzinationen (bes. taktil und optisch); seltener delirante Prägung	Minuten bis unter einer Stunde, entsprechend der kurzen Dauer der pharmakologischen Wirkung von Kokain	akut Benzodiazepine und/oder NL, wenn Diagnose eindeutig
■ prolongierter psychotischer Rausch	keine gesonderte ICD-10-Nummer Kodierung als F16.8 möglich (sonstige psychische und Verhaltensstörungen)	amentiell-delirante oder paranoid-halluzinatorische Prägung (optische, akustische und Körperhalluzinationen)	Stunden meistens Abklingen in Abstinenz nach Stunden bis seltener Tagen	akut Benzodiazepine und/oder NL, wenn Diagnose eindeutig
■ induzierte Psychosen (selten!)	F14.50/F14.51/F14.52/F14.53/ F14.55 (psychotische Störung schizophreniform/vorwiegend wahnhaft/vorwiegend halluzinatorisch/vorwiegend polymorph/vorwiegend manisch)	schizophreniformes Bild	Tage	vorübergehend NL, wenn Diagnose eindeutig bei Abstinenz keine Indikation für längerfristig NL
■ ???? Anstoßen/ Ausklinken einer schizophrenen Psychose[a]	durch Substanzmissbrauch ausgelöste Psychose, die trotz nachfolgender Abstinenz einen rezidivierenden oder chronischen Verlauf, wie eine Schizophrenie, nimmt ??? → Behandlung wie bei einer schizophrenen Psychose			

NL Neuroleptika; *DD* Doppeldiagnose Psychose und Sucht
[a] Kausalkette unklar: Provokation? Manifestation? DD: Drogenabusus sekundär bei vorbestehender (oft blander) Psychose? s. Ausführungen in Kapitel 2, in den modernen Klassifikationssystemen nicht vorgesehen, wird eher als differenzialdiagnostisches Kriterium gegenüber der Schizophrenie erachtet!

Tabelle A.10. Amphetamine: Psychiatrische Komplikationen

Komplikation	Kodierung nach ICD-10	Beschreibung	Dauer	Behandlung
■ toxische Psychose	F15.03/F15.04 (akute Intoxikation mit Delir/mit Wahrnehmungsstörungen)	psychotischer Rauschverlauf mit Wahn und Halluzinationen typisch: „Amphetaminparanoia" (Verfolgungswahn)	mehrere Stunden	akut Benzodiazepine und/oder NL, wenn Diagnose eindeutig
■ induzierte Psychosen (in der Regel bei chronischem Missbrauch und i.v.-Konsum)	F15.50/F15.51/F15.52/F15.53/F15.55 (psychotische Störung schizophreniform/ vorwiegend wahnhaft/ vorwiegend halluzinatorisch/ vorwiegend polymorph/ vorwiegend manisch)	amentiell-delirante oder paranoid-halluzinatorische Prägung (optische, akustische und Körperhalluzinationen)	meistens Abklingen in Abstinenz nach Tagen bis Wochen (seltener Monate)	vorübergehend NL, wenn Diagnose eindeutig bei Abstinenz keine Indikation für längerfristig NL
■ ???? Anstoßen/ Auslinken einer schizophrenen Psychose[a]	durch Substanzmissbrauch ausgelöste Psychose, die trotz nachfolgender Abstinenz einen rezidivierenden oder chronischen Verlauf, wie eine Schizophrenie, nimmt ??? → Behandlung wie bei einer schizophrenen Psychose			

NL Neuroleptika; *DD* Doppeldiagnose Psychose und Sucht
[a] Kausalkette unklar: Provokation? Manifestation? DD: Drogenabusus sekundär bei vorbestehender (oft blander) Psychose? s. Ausführungen in Kapitel 2, in den modernen Klassifikationssystemen nicht vorgesehen, wird eher als differenzialdiagnostisches Kriterium gegenüber der Schizophrenie erachtet!

Tabelle A.11. **Halluzinogene:** Psychiatrische Komplikationen

Komplikation	Kodierung nach ICD-10	Beschreibung	Dauer	Behandlung
toxische Psychose (auch bei vereinzeltem oder gar einmaligem Halluzinogenkonsum möglich)	F16.03/F16.04 (akute Intoxikation mit Delir/ mit Wahrnehmungsstörungen)	psychotischer Rauschverlauf mit Verlust der Ich-Kontrolle, evtl. mit Halluzinationen und Wahn (entscheidend: Dosis, Set, Setting) Unterform: Panikreaktion: Horror-, oder Badtrip	sehr unterschiedlich (z.B. Psilocybin: 3–4 Stunden, LSD bis 24 Stunden)	„Talking down" keine NL, nicht effektiv bzw. durch NW Verstärkung unangenehmer und angsterregender Erlebnisse evtl. Benzodiazepine
verlängerter Rausch („psychedelic afterglow") (auch bei vereinzeltem oder gar einmaligem Halluzinogenkonsum möglich)	keine gesonderte ICD-10-Nummer Kodierung als F16.8 möglich (sonstige psychische und Verhaltensstörungen)	für den Halluzinogenrausch typische psychopathologische Merkmale selten, Vulnerabilität ursächlich vermutet	Tage, selten Wochen, fluktuierender Verlauf	„Talking down" keine NL, nicht effektiv, bzw. durch NW Verstärkung unangenehmer und angsterregender Erlebnisse evtl. Benzodiazepine
induzierte Psychosen (in der Regel bei chronischem Konsum)	F16.50/F16.51/F16.52/F16.53 (psychotische Störung schizophreniform/vorwiegend wahnhaft/vorwiegend halluzinatorisch/vorwiegend polymorph)	oft paranoid-halluzinatorisch, oft deutliche affektive Anteile (schizoaffektive Prägung), Vulnerabilität ursächlich vermutet	Tage bis wenige Wochen, fraglich selten auch Monate	NL vorsichtig einsetzen, Mitteilungen über Effektivität widersprüchlich, wahrscheinlich durch biologische Inhomogenität bedingt; NL oft unwirksam Benzodiazepine zeitlich limitiert erwägen Lithium und EKT erwägen (gute Erfolge wiederholt beschrieben)

Tabelle A.11 (Fortsetzung)

Flash-back (Echopsychose) (zeitlich limitiert und mit mittlerer Frequenz und Intensität: häufig, auch bei vereinzeltem oder gar einmaligem Halluzinogenkonsum möglich; lang andauernd und deutlich behindernd: selten, in der Regel bei chronischem Konsum)	F16.70 (Nachhallzustände)	Phänomene wie im Halluzinogenrausch (komplett oder partiell) Vulnerabilität ursächlich vermutet	jeweils Sekunden bis Minuten Auftreten Wochen bis Monate (selten noch Jahre) nach letztem Konsum	Drogenabstinenz keine NL!, Exazerbation der Symptomatik bei typischen und atypischen NL wiederholt beschrieben Benzodiazepine oft wirksam einzelne „case reports" über Erfolge mit SSRIs (z.B. Sertralin) und Opiatantagonisten (Naloxon) – Wirkungsmechanismus unklar
chronische Störungen mit psychosenahen Zügen (selten, nach längerdauerndem regelmäßigem Konsum)	keine gesonderte ICD-10-Nummer Kodierung als F16.8 möglich (sonstige psychische und Verhaltensstörungen)	Depersonalisation, Derealisation, verändertes Körpererleben, elementare optische und akustische Wahrnehmungsstörungen	chronisch, sehr therapieresistent	evidenzbasierte Empfehlung nicht möglich am ehesten analog zur Behandlung von Flash-backs
??? Anstoßen/ Ausklinken einer schizophrenen Psychose[a] (nach längerdauerndem regelmäßigem Konsum)	durch Substanzmissbrauch ausgelöste Psychose, die trotz nachfolgender Abstinenz einen rezidivierenden oder chronischen Verlauf, wie eine Schizophrenie, nimmt ??? → Behandlung wie bei einer schizophrenen Psychose			

NL Neuroleptika, *NW* Nebenwirkungen, *EKT* Elektrokrampftherapie, *SSRI* Serotoninwiederaufnahmehemmer, *DD* Doppeldiagnose Psychose und Sucht
[a] Kausalkette unklar: Provokation? Manifestation? DD: Drogenabusus sekundär bei vorbestehender (oft blander) Psychose? s. Ausführungen in Kapitel 2, in den modernen Klassifikationssystemen nicht vorgesehen, wird eher als differenzialdiagnostisches Kriterium gegenüber der Schizophrenie erachtet!

Tabelle A.12. Cannabis: Psychiatrische Komplikationen

Komplikation	Kodierung nach ICD-10	Beschreibung	Dauer	Behandlung
■ toxische Psychose (seltener als bei Halluzinogenen)	F12.03/F12.04 (akute Intoxikation mit Delir/ mit Wahrnehmungsstörungen)	psychotischer Rauschverlauf mit Verlust der Ich-Kontrolle, evtl. mit Halluzinationen und Wahn (entscheidend: Dosis, Set, Setting)	Stunden bis ein Tag	„Talking down" evtl. Benzodiazepine
■ induzierte Psychose (zumeist bei chronischem Konsum)	F12.50/F12.51/F12.52/ F12.53 (psychotische Störung schizophreniform/vorwiegend wahnhaft/vorwiegend halluzinatorisch/vorwiegend polymorph)	oft paranoid-halluzinatorisch, oft deutliche affektive Anteile (schizoaffektive Prägung), Vulnerabilität ursächlich vermutet	Tage bis wenige Wochen, fraglich selten auch Monate	NL vorsichtig einsetzen, Mitteilungen über Effektivität widersprüchlich, wahrscheinlich durch biologische Inhomogenität bedingt; NL oft unwirksam
■ ???? Anstoßen/ Ausklinken einer schizophrenen Psychose[a] (nach längerdauerndem regelmäßigem Konsum)	durch Cannabismissbrauch ausgelöste Psychose, die trotz nachfolgender Abstinenz einen rezidivierenden oder chronischen Verlauf nimmt, wie eine Schizophrenie, nimmt ??? → Behandlung wie bei einer schizophrenen Psychose			
■ chronische Persönlichkeitsveränderung (nach längerdauerndem regelmäßigem Konsum)	F12.71 (Persönlichkeits- oder Verhaltensstörung)	„amotivationales Syndrom"	chronisch	außer Cannabisabstinenz keine Empfehlung hinsichtlich einer spezifischen Pharmakotherapie möglich

NL Neuroleptika, *DD* Doppeldiagnose Psychose und Sucht
[a] Kausalkette unklar: Provokation? Manifestation? DD: Cannabisabusus sekundär bei vorbestehender (oft blander) Psychose? s. Ausführungen in Kapitel 2, in den modernen Klassifikationssystemen nicht vorgesehen, wird eher als differenzialdiagnostisches Kriterium gegenüber der Schizophrenie erachtet!

Tabelle A.13. Ecstasy: Psychiatrische Komplikationen

Komplikation	Kodierung nach ICD-10[a]	Beschreibung	Dauer	Behandlung
■ atypischer Rauschverlauf mit Unruhe-/Panikzustand (auch bei vereinzeltem oder gar einmaligem Ecstasykonsum möglich)	keine gesonderte ICD-10-Nummer Kodierung als F16.8 möglich (sonstige psychische und Verhaltensstörungen)	Agitierheit, Ängstlichkeit, motorische und innere Unruhe	wenige Stunden (pharmakologische Wirkdauer der Substanz)	„talking down" evtl. Benzodiazepine
■ toxische Psychose (auch bei vereinzeltem oder gar einmaligem Ecstasykonsum möglich)	F16.03/F16.04 (akute Intoxikation mit Delir/mit Wahrnehmungsstörungen)	psychotischer Rauschverlauf mit Verlust der Ich-Kontrolle, evtl. mit Halluzinationen und Wahn (entscheidend: Dosis, Set, Setting) Unterform: Panikreaktion: Horror-, oder Badtrip	wenige Stunden (pharmakologische Wirkdauer der Substanz)	analog zu halluzinogeninduzierten Störungen
■ „Nacheffekte"	keine gesonderte ICD-10-Nummer Kodierung als F16.8 möglich (sonstige psychische und Verhaltensstörungen)	Angstzustände, Schlafstörungen, Irritabilität und depressive Auslenkungen	1–7 Tage nach Ecstasykonsum	Drogenabstinenz je nach Schweregrad Spontanverlauf abwarten oder vorübergehend Benzodiazepine
■ induzierte depressive und Angststörungen (zumeist nach wiederholtem Konsum)	F16.54 (psychotische Störung, vorwiegend depressive Symptome)	depressive Auslenkung, Antriebsarmut, Angstzustände, Schlafstörungen, Irritabilität, cave: Suizidalität	Wochen bis Monate, schwer behandelbar	Drogenabstinenz

Tabelle A.13 (Fortsetzung)

Komplikation	Kodierung nach ICD-10[a]	Beschreibung	Dauer	Behandlung
■ induzierte Psychosen (zumeist nach wiederholtem Konsum)	F16.50/F16.51/F16.52/F16.53 (psychotische Störung schizophreniform/vorwiegend wahnhaft/vorwiegend halluzinatorisch/vorwiegend polymorph)	oft schizoaffektive Prägung Vulnerabilität ursächlich vermutet	Tage bis wenige Wochen, fraglich selten auch Monate	analog zu halluzinogeninduzierten Störungen
■ Flash-back (Echopsychose) (Einzelfälle beschrieben)	F16.70	Phänomene wie im Ecstasyrausch (komplett oder partiell) Vulnerabilität ursächlich vermutet	jeweils Sekunden bis Minuten Auftreten Wochen bis Monate nach letztem Konsum	analog zu halluzinogeninduzierten Störungen
■ chronische Störungen mit psychosenahen Zügen (selten, nach länger dauerndem regelmäßigen Konsum)	keine gesonderte ICD-10-Nummer Kodierung als F16.8 möglich (sonstige psychische und Verhaltensstörungen)	Depersonalisation, Derealisation, verändertes Körpererleben, elementare optische und akustische Wahrnehmungsstörungen	chronisch, therapieresistent	analog zu halluzinogeninduzierten Störungen
■ ???? Anstoßen/Ausklinken einer schizophrenen Psychose[b] (nach länger dauerndem regelmäßigen Konsum)	durch Substanzmissbrauch ausgelöste Psychose, die trotz nachfolgender Abstinenz einen rezidivierenden oder chronischen Verlauf, wie eine Schizophrenie, nimmt??? → Behandlung wie bei einer schizophrenen Psychose			

SSRI Serotoninwiederaufnahmehemmer, *DD* Doppeldiagnose Psychose und Sucht

[a] Die Substanzgruppe Ecstasy wird in der ICD-10 nicht gesondert aufgeführt. Die Störungen durch Ecstasy sollen als halluzinogeninduzierte Störungen kodiert werden
[b] Kausalkette unklar: Provokation? Manifestation? DD: Drogenabusus sekundär bei vorbestehender (oft blander) Psychose? s. Ausführungen in Kapitel 2, in den modernen Klassifikationssystemen nicht vorgesehen, wird eher als differenzialdiagnostisches Kriterium gegenüber der Schizophrenie erachtet!

Tabelle A.14. Alkohol: Psychiatrische Komplikationen

Komplikation	Kodierung nach ICD-10	Beschreibung	Dauer	Behandlung
■ pathologischer Rausch (sehr selten, fast nur forensisch relevant)	F10.07	„Dämmerzustand": Erregung, Wut, Halluzinationen, aggressive/ gewalttätige Durchbrüche	Minuten bis Stunden, terminaler Schlaf, anschließend Amnesie	zumeist klinisch irrelevant, da Patienten im Rausch selten einem Arzt vorgestellt werden möglichst auf Psychopharmaka verzichten nur bei zwingender Notwendigkeit einer Sedierung Butyrophenone oder Benzodiazepine
■ Entzugssyndrom mit Delir (bei schwerer Abhängigkeit in Abstinenz oder nach Reduktion der Trinkmengen) (potenziell lebensgefährlich)	F10.40	stark ausgeprägte typische psychische und physische Entzugssymptome (s. Tabelle A.7), vegetative Entgleisung Desorientiertheit, Bewusstseinstrübung, optische Halluzinationen, Suggestibilität, Agitiertheit	Beginn Stunden bis 2 Tage nach letztem Konsum, Dauer bis 8 Tage bei Überleben manchmal Übergang in Korsakow-Syndrom	1. Wahl: Clomethiazol (Distraneurin®) 2. Wahl: Benzodiazepine, evtl. kombiniert mit Neuroleptika (Butyrophenone) bei schweren Verläufen evtl. zusätzlich Clonidin ergänzend: Elektrolytausgleich, Vitamin-B-Komplexe, evtl. intensivmedizinische Behandlung
■ Kontinuitätsdelir (selten, bei schwerer Abhängigkeit und Fortsetzung des Trinkverhaltens)	F10.03	wie bei Entzugsdelir	bis 8 Tage	wie oben

Tabelle A.14 (Fortsetzung)

Komplikation	Kodierung nach ICD-10	Beschreibung	Dauer	Behandlung
■ Wernicke-Enzephalopathie (Ätiologie: Vitamin-B1-Mangel, wahrscheinlich nutritiv bedingt, genetische Prädisposition vermutet) (neuropathologisch typische hämorrhagische Hirnläsionen)	E51.2	Bewusstseinstrübung, Desorientiertheit, Ataxie, Augenmuskellähmungen, vegetative Dysregulation	Beginn akut innerhalb weniger Stunden, ohne Behandlung oft letaler Ausgang, bei Überleben oft Übergang in Korsakow-Syndrom	Vitamin-B1 (Thiamin), initial i.v. (Notfallindikation!)
■ Korsakow-Syndrom (entwickelt sich oft nach Entzugsdelir oder nach Wernicke-Enzephalopathie, aber auch primär möglich) (toxische diencephale und hippocampale Läsionen)	F10.6 (amnestisches Syndrom)	starke Einschränkung von Merkfähigkeit und Lernen → neue Inhalte können nicht gespeichert werden → anterograde Amnesie, sekundär Desorientiertheit, Konfabulationen Konzentration, Arbeitsgedächtnis, autobiographisches Langzeitgedächtnis erhalten	chronisch	in Einzelfällen Besserungen mit Clonidin und SSRIs beschrieben
■ Eifersuchtswahn	F10.51 (psychotische Störung/vorwiegend wahnhaft)	Patienten sind wahnhaft von der Untreue der Ehefrau/Partnerin überzeugt (nur bei Männern!)	neigt zur Chronifizierung	NL versuchen, allerdings oft schlechtes Ansprechen
■ Alkoholhalluzinose (Differenzialdiagnostisch z. T. schwer von Schizophrenie abzugrenzen)	F10.52 (psychotische Störung/vorwiegend halluzinatorisch)	zumeist akustische Halluzinationen (beschimpfende, beleidigende Stimmen), Ängstlichkeit, paranoide Ideen	bei Fortsetzung des Konsums chronisch; bei Abstinenz meistens Remission innerhalb von Monaten	NL

SSRI Serotoninwiederaufnahmehemmer, *NL* Neuroleptika

Tabelle A.15. Benzodiazepine: Psychiatrische Komplikationen

Komplikation	Kodierung nach ICD-10	Beschreibung	Dauer	Behandlung
■ schweres, protrahiertes Entzugssyndrom (bei langer Abhängigkeit in Abstinenz oder nach Dosisreduktion)	F13.3	starke innere und motorische Unruhe, depressive Verstimmung, Schlafstörungen, Zittern, Schwitzen	Beginn Stunden bis mehrere Tage nach letzter Dosis oder Dosisreduktion, Dauer bis zu mehreren Wochen (selten Monate)	Benzodiazepin langsam, fraktioniert ausschleichen (je nach Ausgangsdosis Entzug evtl. über mehrere Wochen)
■ Entzugssyndrom mit Delir (bei langer Abhängigkeit in Abstinenz oder nach Dosisreduktion)	F13.4	wie oben, zusätzlich: Desorientiertheit, Halluzinationen, Wahnvorstellungen	Beginn Stunden bis mehrere Tage nach letzter Dosis oder Dosisreduktion, delirante Symptomatik unter Behandlung innerhalb ca. 7 Tage rückläufig, ansonsten Verlauf wie oben	Benzodiazepin erneut geben, dann langsam, fraktioniert ausschleichen evtl. zusätzlich Haloperidol oder Carbamazepin cave: bei Haloperidol weitere Senkung der Krampfschwelle

A.III Allgemeinmedizinische/neurologische Komplikationen

Tabelle A.16. Suchtstoffe: Die wichtigsten allgemeinmedizinisch/neurologischen Komplikationen

Substanz	Komplikationen	
	neurologisch	**allgemeinmedizinisch**
■ Kokain/ Crack	zerebrale Krampfanfälle, ↑Blutdruck und ↓Herzfunktion → zerebrale Insulte und Blutungen	Arrhythmie, Kardiomyopathie, Myokarditis, kardiale Insuffizienz ↑Blutdruck, ↓Herzfunktion, Koronarspasmen, ↑Atherosklerose der Koronaren, Gerinnungsstörungen → Herzinfarkte thorakale Schmerzen, Dyspnoe bei intranasalem Konsum Schädigung der Nasenschleimhaut bis hin zu Nekrose des Nasenseptums selten, potenziell lebensbedrohlich: Hyperpyrexie, Rhabdomyolyse, DIC, akutes Nieren- und Leberversagen chronisch: Insomnie, Anorexie, Kachexie, Erschöpfung
■ Amphetamine	↑ Blutdruck und Schäden an kleinen Hirngefäßen → zerebrale Insulte und Blutungen, langfristige neurotoxische Hirnschäden des zentralen dopaminergen und/oder serotonergen Systems nach heutigem Forschungsstand denkbar	↑Blutdruck und kardiale Arrhytmien → Herzinfarkte selten, potenziell lebensbedrohlich: Hyperpyrexie, Rhabdomyolyse, DIC, akutes Nieren- und Leberversagen
■ klassische Halluzinogene	körperlich relativ gut verträglich: akut Pupillenerweiterung, Hyperreflexie, mäßige ↑Blutdruck und ↑Körpertemperatur, Nausea; keine schwerwiegenden organischen Komplikationen oder Langzeitschäden	
■ atypische Halluzinogene (akzidentelle Überdosierung leicht möglich)	bei Überdosierung anticholinerg wirksamer Substanzen akut: Intoxikationsdelirien, Ataxie, ↑MER bei schwerer Überdosierung: potenziell lebensbedrohliche vegetative Entgleisung, Koma, epileptische Anfälle, zentrale Atemdepression, Herz-Kreislauf-Stillstand	Akkommodationslähmung, Pupillenerweiterung, Mundtrockenheit Darm- und Blasenatonie, akuter Harnverhalt Schweißsekretion, Vasodilatation → trockene, warme, gerötete Haut Anstieg der Körpertemperatur Tachykardie, Kammerflimmern möglich

Tabelle A.16 (Fortsetzung)

Substanz	Komplikationen	
	neurologisch	**allgemeinmedizinisch**
■ Cannabis	körperlich in der Regel gut verträglich: akut Nausea möglich; keine schwerwiegenden organischen Komplikationen oder Langzeitschäden	
■ Ecstasy (cave: chemische Zusammensetzung der Pillen unsicher)	zerebrale Krampfanfälle, ↑ Blutdruck → zerebrale Insulte und Blutungen denkbar langfristige neurotoxische Hirnschäden des zentralen serotonergen Systems mit resultierenden Gedächtnisstörungen nach heutigem Forschungsstand wahrscheinlich	relativ selten, aber: mehrere Todesfälle beschrieben: Hyperthermie, Rhabdomyolyse, DIC, Multiorganversagen ↑ Blutdruck → Herzinfarkte subakute Hepatitiden viele weitere seltenere Organkomplikationen
■ Alkohol (sehr toxisch, hohe Letalität durch viele Organkomplikationen)	zerebrale Krampfanfälle (bes. im Entzug) kortikale/Kleinhirnatrophie → kognitive Defizite bis hin zu Demenz, Koordinationsstörungen Korsakow-Syndrom (s. Tabelle A.14) Wernicke-Enzephalopathie (s. Tabelle A.14) Polyneuropathie	Lebertoxizität (Fettleber, Zirrhose) Ösophagusvarizen, gastrointestinale Blutungen Gastritis, Magenulzera Kardiomyopathie Malabsorption/Kachexie
■ Benzodiazepine	zerebrale Krampfanfälle im Entzug	in der Regel gut verträglich; bei Überdosierung Kreislauf- und respiratorische Insuffizienz möglich (cave: in Kombination mit NL respiratorische und Kreislaufkomplikationen häufiger, Todesfälle!)

DIC disseminierte intravasale Gerinnung, *MER* Muskeleigenreflexe, *NL* Neuroleptika

A.IV Weiterführende Literatur

Abraham HD, Aldridge AM, Gogia P (1996) The psychopharmacology of hallucinogens. Neuropsychopharmacology 14:285–298

Abraham HD, Mamen A (1996) LSD-like panic from risperidone in post-LSD visual disorder. J Clin Psychopharmacol 16:238–241

Ashton CH (2001) Pharmacology and effects of cannabis: a brief review. Br J Psych 178:101–106

Gastpar M, Mann K, Rommelspacher H (1999) Lehrbuch der Suchterkrankungen, Thieme, Stuttgart New York

Gold MS (1997) Cocaine (and Crack): clinical aspects. In: Lowinson JH, Ruiz P, Millman RB, Langrod JG (eds) Substance abuse. A comprehensive textbook, 3rd edn. Williams and Wilkins, Baltimore Maryland, pp 181–199

Gold MS, Miller NS (1997) Cocaine (and Crack): Neurobiology. In: Lowinson JH, Ruiz P, Millman RB, Langrod JG (eds) Substance Abuse. A comprehensive textbook, 3rd edn. Williams and Wilkins, Baltimore Maryland, pp 166–181

Gouzoulis-Mayfrank E (1999) Wirkungen und Risiken des Ecstasy-Konsums: Psychotrope und neurobiologische Wirkungen. In: Thomasius R (Hrsg) Ecstasy-Wirkungen, Risiken, Interventionen. Ein Leitfaden für Klinik und Praxis. Enke, Stuttgart, S 39–52

Gouzoulis-Mayfrank E, Parnefjord R, Hermle L (1998) Stimulanzien, Halluzinogene, Ecstasy: Epidemiologie des Konsums, Wirkmechanismen und psychische Effekte. Psycho 24:400–409

Gouzoulis-Mayfrank E, Daumann J, Sass H (2002) Neurotoxische Langzeitschäden bei Ecstasy (MDMA)-Konsumenten – Überblick über den aktuellen Wissensstand. Nervenarzt 73:405–421

Grob CS, Poland RE (1997) MDMA. In: Lowinson JH, Ruiz P, Millman RB, Langrod JG (eds) Substance abuse. A comprehensive textbook, 3rd edn. Williams and Wilkins, Baltimore Maryland, pp 269–275

Hermle L, Gouzoulis-Mayfrank E, Spitzer M (1996) Halluzinogen-induzierte psychische Störungen. Fortschr Neurol Psychiat 64:482–491

Johns A (2001) Psychiatric effects of cannabis. Br J Psych 178:116–122

King GR, Ellinwood EV (1997) Amphetamines and other stimulants. In: Lowinson JH, Ruiz P, Millman RB, Langrod JG (eds) Substance abuse. A comprehensive textbook, 3rd edn. Williams and Wilkins, Baltimore Maryland, pp 207–223

Lerner AG, Oyefe I, Isaacs G, Sigal M (1997) Naltrexone treatment of hallucinogen persisting perception disorder. Am J Psychiatry 154:437

Mann K (1999) Alkohol. In: Gastpar M, Mann K, Rommelspacher H (Hrsg) Lehrbuch der Suchterkrankungen, Thieme, Stuttgart New York, S 183–201

Morehead DB (1997) Exacerbation of hallucinogen-persisting perception disorder with risperidone. J Clin Psychopharmacol 17:327–328

Müller J, Wanke K (1998) Intoxikationspsychosen durch Atropin und Skopolamin. Fortschr Neurol Psychiat 66:289–295

Pechnick RN, Ungerleider JT (1997) Hallucinogens. In: Lowinson JH, Ruiz P, Millman RB, Langrod JG (eds) Substance abuse. A comprehensive textbook, 3rd edn. Williams and Wilkins, Baltimore Maryland, pp 230–238

Poser W, Poser S (1996) Benzodiazepine und analoge Substanzen. In: Poser W, Poser S. Medikamente – Missbrauch und Abhängigkeit. Thieme, Stuttgart New York, S 104–141

Seeger R (1996) Pilzgifte. In: Forth W (Hrsg) Allgemeine und spezielle Pharmakologie für Studenten der Medizin, Veterinärmedizin, Pharmazie, Chemie, Biologie sowie für Ärzte, Tierärzte und Apotheker, 7. Aufl. Spektrum Akademischer Verlag, Heidelberg Berlin Oxford, S 910–913

Strassman RJ (1984) Adverse reactions to psychedelic drugs. A review of the literature. J Nerv Ment Dis 172:577–595

Thelen B, Tuchtenhagen F, Gouzoulis-Mayfrank E (1998) Folgewirkungen und Komplikationen des Konsums moderner Jugenddrogen. Psycho 24:410–416

Thier P (1993) Alkoholfolgekrankheiten. In: Brandt T, Dichgans J, Diener HC (Hrsg) Therapie und Verlauf neurologischer Erkrankungen, 2. Aufl. Kohlhammer, Stuttgart Berlin Köln, S 841–863

Thomasius R (1999) Psychiatrische, neurologische und internistische Komplikationen und Folgewirkungen. In: Thomasius R (Hrsg) Ecstasy – Wirkungen, Risiken, Interventionen. Ein Leitfaden für Klinik und Praxis. Enke, Stuttgart, S 61–69

Young CR (1997) Sertraline treatment of hallucinogen persisting perception disorder. J Clin Psychiatry 58:85

Literaturverzeichnis

Abram KM, Teplin LA (1991) Co-occurring disorders among mentally ill jail detainees. Implications for public policy. Am Psychol 46:1036–1045

Addington J, Addington D (1998) Effect of substance misuse in early psychosis. Br J Psychiatry (suppl 172):134–136

Addington J, Addington D (2001) Impact of an early psychosis program on substance use. Psychiatr Rehabil J 25:60–67

Addington J, Duchak V (1997) Reasons for substance use in schizophrenia. Acta Psychiatr Scand 96:329–333

Ahrens MP (1998) A model for dual disorder treatment in acute psychiatry in a VA population. J Subst Abuse Treat 15:107–112

Albanese MJ, Khantzian EJ, Murphy SL, Green AI (1994) Decreased substance use in chronically psychotic patients treated with clozapine. Am J Psychiatry 151:780–781

Allebeck P, Adamsson C, Engstrom A, Rydberg U (1993) Cannabis and schizophrenia: a longitudinal study of cases treated in Stockholm County. Acta Psychiatr Scand 88:21–24

Andreasson S, Allebeck P, Engstrom A, Rydberg U (1987) Cannabis and schizophrenia. A longitudinal study of Swedish conscripts. Lancet 2:1483–1486

APA American Psychiatric Association (1996) Skala zur globalen Erfassung des Funktionsniveaus. In: Sass H, Wittchen HU, Zaudig M (Hrsg) Diagnostisches und Statistisches Manual psychischer Störungen DSM-IV. Deutsche Bearbeitung. Hogrefe, Göttingen Bern Toronto Seattle, S 23–24

Arnt J, Skarsfeldt T (1998) Do novel antipsychotics have similar pharmacological characteristics? A review of the evidence. Neuropsychopharmacology 18:63–101

Bachmann KM, Moggi F, Hirsbrunner HP, Donati R, Brodbeck J (1997) An integrated treatment program for dually diagnosed patients. Psychiatr Serv 48:314–316

Bailey LG, Maxwell S, Brandabur MM (1997) Substance abuse as a risk factor for tardive dyskinesia: a retrospective analysis of 1027 patients. Psychopharmacol Bull 33:177–181

Barrowclough C, Haddock G, Tarrier N, Lewis SW, Moring J, O'Brien R, Schofield N, McGovern J (2001) Randomized controlled trial of motivational interviewing, cognitive behavior therapy, and family intervention for patients with comorbid schizophrenia and substance use disorders. Am J Psychiatry 158:1706–1713

Bartels SJ, Drake RE (1996) A pilot study of residential treatment for dual diagnoses. J Nerv Ment Dis 184:379–381

Bartels SJ, Drake RE, Wallach MA (1995) Long-term course of substance use disorders among patients with severe mental illness. Psychiatr Serv 46:248–251

Bartels SJ, Teague GB, Drake RE, Clark RE, Bush PW, Noordsy DL (1993) Substance abuse in schizophrenia: service utilization and costs. J Nerv Ment Dis 181:227–232

Bäuml J, Pitschel-Walz, Kissling W (1995) Psychoedukative Gruppen bei schizophrenen Psychosen für Patienten und Angehörige. In: Stark A (Hrsg) Verhaltenstherapeutische und psychoedukative Ansätze im Umgang mit schizophren Erkrankten. DGVT, Tübingen, S 217–278

Beck AT, Wright FD, Newman CF, Liese BS (1993) Cognitive therapy of substance abuse. Guilford Press, New York

Bellack AS (1992) Cognitive rehabilitation for schizophrenia: is it possible? Is it necessary? Schizophr Bull 18:43–50

Bellack AS, Brown SA (2001) Psychosocial treatments for schizophrenia. Curr Psychiatry Rep 3:407–412

Bellack AS, DiClemente CC (1999) Treating substance abuse among patients with schizophrenia. Psychiatr Serv 50:75–80

Bellack AS, Gearon JS (1998) Substance abuse treatment for people with schizophrenia. Addict Behav 23:749–766

Bellack AS, Mueser KT (1993) Psychosocial treatment for schizophrenia. Schizophr Bull 19:317–336

Bellack AS, Gold JM, Buchanan RW (1999) Cognitive rehabilitation for schizophrenia: problems, prospects, and strategies. Schizophr Bull 25:257–274

Bellack AS, Morrison RL, Mueser KT (1989) Social problem solving in schizophrenia. Schizophr Bull 15:101–116

Bellack AS, Mueser KT, Gingerich S, Agresta S (1997) Social skills training for schizophrenia: a step-by-sted guide. Guilford Publications, New York

Bennett ME, Bellack AS, Gearon JS (2001) Treating substance abuse in schizophrenia. An initial report. J Subst Abuse Treat 20:163–175

Blanchard JJ, Brown SA, Horan WP, Sherwood AR (2000) Substance use disorders in schizophrenia: review, integration, and a proposed model. Clin Psychol Rev 20:207–234

Blanchard JJ, Squires D, Henry T, Horan WP, Bogenschutz M, Lauriello J, Bustillo J (1999) Examining an affect regulation model of substance abuse in schizophrenia. The role of traits and coping. J Nerv Ment Dis 187:72–79

Blankertz LE, Cnaan RA (1994) Assessing the impact of two residential programs for dually diagnosed homeless individuals. Social Service Review 68:536–560

Bonnet U, Gastpar M (1999) Opioide. In: Gastpar M, Mann K, Rommelspacher H (Hrsg) Lehrbuch der Suchterkrankungen. Thieme, Stuttgart, New York, S 237–262

Bowers MB Jr (1987) The role of drugs in the production of schizophreniform psychoses and related disorders. In: Meltzer HY (ed) Psychopharmacology: the third generation of progress. Raven Press, New York, pp 819–823

Bowers MB Jr, Mazure CM, Nelson JC, Jatlow PI (1990) Psychotogenic drug use and neuroleptic response. Schizophr Bull 16:81–85

Brady KT, Killeen T, Jarrell P (1993) Depression in alcoholic schizophrenic patients. Am J Psychiatry 150:1255–1256

Breakey WR, Goodell H, Lorenz PC, McHugh PR (1974) Hallucinogenic drugs as precipitants of schizophrenia. Psychol Med 4:255–261

Brenner LM, Karper LP, Krystal JH (1994) Short-term use of disulfiram with clozapine. J Clin Psychopharmacol 14:213–215

Brown ES, Nejtek VA, Perantie DC (2002) Neuroleptics and quetiapine in psychiatric illnesses with comorbid stimulant abuse. Vortrag am XXIII. Congress of the Collegium Internationale Neuropsychopharmakologium (CINP), Montreal, 23.–27. 06. 2002. Intern J Neuropsychopharmacol 5:S157

Brunette MF, Mueser KT, Xie H, Drake RE (1997) Relationships between symptoms of schizophrenia and substance abuse. J Nerv Ment Dis 185:13–20

Buckley PF (1998) Substance abuse in schizophrenia: a review. J Clin Psychiatry 59 (suppl 3):26–30

Buckley P, Thompson P, Way L, Meltzer HY (1994) Substance abuse among patients with treatment-resistant schizophrenia: characteristics and implications for clozapine therapy. Am J Psychiatry 151:385–389

Bundeszentrale für Gesundheitliche Aufklärung BzgA (2001) Kurzintervention bei Patienten mit Alkoholproblemen. Ein Beratungsleitfaden für die ärztliche Praxis. Köln

Burnam MA, Morton SC, McGlynn EA, Petersen LP, Stecher BM, Hayes C, Vaccaro JV (1995) An experimental evaluation of residential and nonresidential treatment for dually diagnosed homeless adults. J Addict Dis 14:111–134

Buttner P (1995) Die Wirksamkeit psychoedukativer Verfahren in der Schizophreniebehandlung. In: Stark A (Hrsg) Verhaltenstherapeutische und psychoedukative Ansätze im Umgang mit schizophren Erkrankten. DGVT, Tübingen, S 193–206

Cantor-Graae E, Nordstrom LG, McNeil TF (2001) Substance abuse in schizophrenia: a review of the literature and a study of correlates in Sweden. Schizophr Res 48:69–82

Cantwell R, Brewin J, Glazebrook C, Dalkin T, Fox R, Medley I, Harrison G (1999) Prevalence of substance misuse in first-episode psychosis. Br J Psychiatry 174:150–153

Carey KB, Purnine DM, Maisto SA, Carey MP (2001) Enhancing readiness-to-change substance abuse in persons with schizophrenia. A four-session motivation-based intervention. Behav Modif 25:331–384

Carnwath T, Garvey T, Holland M (2002) The prescription of dexamphetamine to patients with schizophrenia and amphetamine dependence. J Psychopharmacol 16:373–377

Chambers RA, Krystal JH, Self DW (2001) A neurobiological basis for substance abuse comorbidity in schizophrenia. Biol Psychiatry 50:71–83

Clark RE (2001) Family support and substance use outcomes for persons with mental illness and substance use disorders. Schizophr Bull 27:93–101

Cleghorn JM, Kaplan RD, Szechtman B, Szechtman H, Brown GM, Franco S (1991) Substance abuse and schizophrenia: effect on symptoms but not on neurocognitive function. J Clin Psychiatry 52:26–30

Collaborative Working Group on Clinical Trial Evaluations (1998) Atypical antipsychotics for treatment of depression in schizophrenia and affective disorders. J Clin Psychiatry 59 (suppl 12):41–45

Collaborative Working Group on Clinical Trial Evaluations (1998) Assessing the effects of atypical antipsychotics on negative symptoms. J Clin Psychiatry 59 (suppl 12):28–34

Conley R, Gale E, Hirsch K (1997) Olanzapine response in therapy-refractory schizophrenia with substance-abuse (SA) (abstract). Schizophr Res 24:190

Covey LS, Glassman AH, Stetner F (1997) Major depression following smoking cessation. Am J Psychiatry 154:263–265

Crump MT, Milling RN (1996) The efficacy of substance abuse education among dual-diagnosis patients. J Subst Abuse Treat 13:141–144

Cuffel BJ, Heithoff KA, Lawson W (1993) Correlates of patterns of substance abuse among patients with schizophrenia. Hosp Community Psychiatry 44:247–251

Cuffel BJ, Shumway M, Chouljian TL, MacDonald T (1994) A longitudinal study of substance use and community violence in schizophrenia. J Nerv Ment Dis 182:704–708

Dalmau A, Bergman B, Brismar B (1999) Psychotic disorders among inpatients with abuse of cannabis, amphetamine and opiates. Do dopaminergic stimulants facilitate psychiatric illness? Eur Psychiatry 14:366–371

De Leon G, Sacks S, Staines G, McKendrick K (2000) Modified therapeutic community for homeless mentally ill chemical abusers: treatment outcomes. Am J Drug Alcohol Abuse 26:461–480

DeQuardo JR, Carpenter CF, Tandon R (1994) Patterns of substance abuse in schizophrenia: nature and significance. J Psychiatr Res 28:267–275

Dervaux A, Bayle FJ, Laqueille X, Bourdel MC, Le Borgne MH, Olie JP, Krebs MO (2001) Is substance abuse in schizophrenia related to impulsivity, sensation seeking, or anhedonia? Am J Psychiatry 158:492–494

Detrick A, Stiepock V (1992) Treating persons with mental illness, substance abuse, and legal problems: the Rhode Island experience. New Dir Ment Health Serv 65–77

Dixon L (1999) Dual diagnosis of substance abuse in schizophrenia: prevalence and impact on outcomes. Schizophr Res 35(suppl):S93–100

Dixon L, Adams C, Lucksted A (2000) Update on family psychoeducation for schizophrenia. Schizophr Bull 26:5–20

Dixon L, Haas G, Weiden PJ, Sweeney J, Frances AJ (1991) Drug abuse in schizophrenic patients: clinical correlates and reasons for use. Am J Psychiatry 148:224–230

Dixon L, McNary S, Lehman A (1995) Substance abuse and family relationships of persons with severe mental illness. Am J Psychiatry 152:456–458

Dixon L, Weiden PJ, Haas G, Sweeney J, Frances AJ (1992) Increased tardive dyskinesia in alcohol-abusing schizophrenic patients. Compr Psychiatry 33:121–122

D'Mello DA, Boltz MK, Msibi B (1995) Relationship between concurrent substance abuse in psychiatric patients and neuroleptic dosage. Am J Drug Alcohol Abuse 21:257–265

Drake RE, Mueser KT (2000) Psychosocial approaches to dual diagnosis. Schizophr Bull 26:105–118

Drake RE, Noordsy DL (1994) Case management for people with coexisting severe mental disorder and substance use disorder. Psychiatric Annals 24:427–431

Drake RE, Noordsy DL (1995) The role of inpatient care for patients with co-occurring severe mental disorder and substance use disorder. Community Ment Health J 31:279–282

Drake RE, Bartels SJ, Teague GB, Noordsy DL, Clark RE (1993) Treatment of substance abuse in severely mentally ill patients. J Nerv Ment Dis 181:606–611

Drake RE, Essock SM, Shaner A, Carey KB, Minkoff K, Kola L, Lynde D, Osher FC, Clark RE, Rickards L (2001) Implementing dual diagnosis services for clients with severe mental illness. Psychiatr Serv 52:469–476

Drake RE, McHugo GJ, Noordsy DL (1993) Treatment of alcoholism among schizophrenic outpatients: 4-year outcomes. Am J Psychiatry 150:328–329

Drake RE, Wallach MA (1989) Substance abuse among the chronic mentally ill. Hosp Community Psychiatry 40:1041–1046

Drake RE, Mercer-McFadden C, Mueser KT, McHugo GJ, Bond GR (1998) Review of integrated mental health and substance abuse treatment for patients with dual disorders. Schizophr Bull 24:589–608

Drake RE, Mueser KT, Clark RE, Wallach MA (1996) The course, treatment, and outcome of substance disorder in persons with severe mental illness. Am J Orthopsychiatry 66:42–51

Drake RE, Osher FC, Noordsy DL, Hurlbut SC, Teague GB, Beaudett MS (1990) Diagnosis of alcohol use disorders in schizophrenia. Schizophr Bull 16:57–67

Drake RE, Osher FC, Wallach MA (1989) Alcohol use and abuse in schizophrenia. A prospective community study. J Nerv Ment Dis 177:408–414

Drake RE, Xie H, McHugo GJ, Green AI (2000) The effects of clozapine on alcohol and drug use disorders among patients with schizophrenia. Schizophr Bull 26:441–449

Drake RE, Yovetich NA, Bebout RR, Harris M, McHugo GJ (1997) Integrated treatment for dually diagnosed homeless adults. J Nerv Ment Dis 185:298–305

Duke PJ, Pantelis C, McPhillips MA, Barnes TR (2001) Comorbid non-alcohol substance misuse among people with schizophrenia: epidemiological study in central London. Br J Psychiatry 179:509–513

Durell J, Lechtenberg B, Corse S, Frances RJ (1993) Intensive case management of persons with chronic mental illness who abuse substances. Hosp Community Psychiatry 44:415–6, 428

Falloon JRH, Boyd JL, McGill CW (1984) Family care of schizophrenia. Guilford, New York

Galdi J (1983) The causality of depression in schizophrenia. Br J Psychiatry 142:621–624

Gearon JS, Bellack AS, Rachbeisel J, Dixon L (2001) Drug-use behavior and correlates in people with schizophrenia. Addict Behav 26:51–61

George TP, Sernyak MJ, Ziedonis DM, Woods SW (1995) Effects of clozapine on smoking in chronic schizophrenic outpatients. J Clin Psychiatry 56:344–346

Gerding LB, Labbate LA, Measom MO, Santos AB, Arana GW (1999) Alcohol dependence and hospitalization in schizophrenia. Schizophr Res 38:71–75

Godley SH, Hoewing-Roberson R, Godley MD (1994) Final MISA Report. Bloomington, IL: Lighthouse Institute

Green AI, Zimmet SV, Strous RD, Schildkraut JJ (1999) Clozapine for comorbid substance use disorder and schizophrenia: do patients with schizophrenia have a reward-deficiency syndrome that can be ameliorated by clozapine? Harv Rev Psychiatry 6:287–296

Greenfield SF, Weiss RD, Tohen M (1995) Substance abuse and the chronically mentally ill: a description of dual diagnosis treatment services in a psychiatric hospital. Community Ment Health J 31:265–277

Gupta S, Hendricks S, Kenkel AM, Bhatia SC, Haffke EA (1996) Relapse in schizophrenia: is there a relationship to substance abuse? Schizophr Res 20:153–156

Gut-Fayand A, Dervaux A, Olie JP, Loo H, Poirier MF, Krebs MO (2001) Substance abuse and suicidality in schizophrenia: a common risk factor linked to impulsivity. Psychiatry Res 102:65–72

Häfner H, Bühler B, Hambrecht M, Löffler W, Maurer K, an der Heiden W (2002) Vorzeitige Auslösung der Schizophrenie durch Substanzmissbrauch und Folgen für den weiteren Verlauf. Nervenheilkunde 21:198–207

Hahlweg K, Dose M (1998) Schizophrenie. Hogrefe, Göttingen Bern Toronto Seattle

Hahlweg K, Dürr H, Müller U (1995) Familienbetreuung schizophrener Patienten. Materialien für die Psychosoziale Praxis. Beltz – Psychologie Verlags Union, Weinheim

Hambrecht M, Häfner H (1996) Substance abuse and the onset of schizophrenia. Biol Psychiatry 40:1155–1163

Hanson M, Kramer TH, Gross W (1990) Outpatient treatment of adults with co-existing substance use and mental disorders. J Subst Abuse Treat 7:109–116

Hare RD, Hart SD, Harpur TJ (1991) Psychopathy and the DSM-IV criteria for antisocial personality disorder. J Abnorm Psychol 100:391–398

Harvey PD, Keefe RS (2001) Studies of cognitive change in patients with schizophrenia following novel antipsychotic treatment. Am J Psychiatry 158:176–184

Haywood TW, Kravitz HM, Grossman LS, Cavanaugh JL Jr, Davis JM, Lewis DA (1995) Predicting the "revolving door" phenomenon among patients with schizophrenic, schizoaffective, and affective disorders. Am J Psychiatry 152:856–861

Heila H, Heikkinen ME, Isometsa ET, Henriksson MM, Marttunen MJ, Lonnqvist JK (1999) Life events and completed suicide in schizophrenia: a comparison of suicide victims with and without schizophrenia. Schizophr Bull 25:519–531

Heinssen RK, Liberman RP, Kopelowicz A (2000) Psychosocial skills training for schizophrenia: lessons from the laboratory. Schizophr Bull 26:21–46

Hellerstein DJ, Meehan B (1987) Outpatient group therapy for schizophrenic substance abusers. Am J Psychiatry 144:1337–1339

Hellerstein DJ, Rosenthal RN, Miner CR (1995) A prospective study of integrated outpatient treatment for substance-abusing schizophrenic patients. Am J Addictions 4:33–42

Ho AP, Tsuang JW, Liberman RP, Wang R, Wilkins JN, Eckman TA, Shaner AL (1999) Achieving effective treatment of patients with chronic psychotic illness and comorbid substance dependence. Am J Psychiatry 156:1765–1770

Hodgins S, Mednick SA, Brennan PA, Schulsinger F, Engberg M (1996) Mental disorder and crime. Evidence from a Danish birth cohort. Arch Gen Psychiatry 53:489–496

Hoffman GW Jr, DiRito DC, McGill EC (1993) Three-month follow-up of 28 dual diagnosis inpatients. Am J Drug Alcohol Abuse 19:79–88

Hogarty GE, Anderson CM, Reiss DJ, Kornblith SJ, Greenwald DP, Ulrich RF, Carter M (1991) Family psychoeducation, social skills training, and maintenance chemotherapy in the aftercare treatment of schizophrenia. II. Two-year effects of a controlled study on relapse and adjustment. Environmental-Personal Indicators in the Course of Schizophrenia (EPICS) Research Group. Arch Gen Psychiatry 48:340–347

Hornung WP (2000) Psychoedukative Interventionen. In: Krausz M, Naber D (Hrsg) Integrative Schizophrenietherapie. Karger, Basel, S 113–147

Hubbard JR, Martin PR (2001) Substance abuse in the mentally and physically disabled: an overview. In: Hubbard JR, Martin PR (eds) Substance abuse in the mentally and physically disabled. Marcel Dekker, New York Basel, pp 1–10

Hulse GK, Tait RJ (2002) Six-month outcomes associated with a brief alcohol intervention for adult in-patients with psychiatric disorders. Drug Alcohol Rev 21:105–112

Hunt GE, Bergen J, Bashir M (2002) Medication compliance and comorbid substance abuse in schizophrenia: impact on community survival 4 years after a relapse. Schizophr Res 54:253–264

Jackson CT, Fein D, Essock SM, Mueser KT (2001) The effects of cognitive impairment and substance abuse on psychiatric hospitalizations. Community Ment Health J 37:303–312

Jerrell JM, Ridgely MS (1995) Comparative effectiveness of three approaches to serving people with severe mental illness and substance abuse disorders. J Nerv Ment Dis 183:566–576

Johns A (2001) Psychiatric effects of cannabis. Br J Psychiatry 178:116–122

Kadden RM (1999) Cognitive behavior therapy. In: Ott PJ, Tarter RE, Ammerman RT (eds) Sourcebook on substance abuse. Allyn u. Bacon, Boston, pp 272–283

Kadden R, Carroll K, Donovan D, Cooney N, Monti P, Abrams D, Litt M, Hester R (1999) Cognitive-behavioral coping skills therapy manual (reprint). Rockville, MD

Kay SR, Fiszbein A, Opler LA (1987) The positive and negative syndrome scale (PANSS) for schizophrenia. Schizophr Bull 13:261–276

Kay SR, Kalathara M, Meinzer AE (1989) Diagnostic and behavioral characteristics of psychiatric patients who abuse substances. Hosp Community Psychiatry 40:1062–1064

Kendler KS (1985) A twin study of individuals with both schizophrenia and alcoholism. Br J Psychiatry 147:48–53

Kendler KS, Gardner CO (1997) The risk for psychiatric disorders in relatives of schizophrenic and control probands: a comparison of three independent studies. Psychol Med 27:411–419

Khantzian EJ (1985) The self-medication hypothesis of addictive disorders: focus on heroin and cocaine dependence. Am J Psychiatry 142:1259–1264

Khantzian EJ (1997) The self-medication hypothesis of substance use disorders: a reconsideration and recent applications. Harv Rev Psychiatry 4:231–244

Kieserg A, Hornung WP (1996) Psychoedukatives Training für schizophrene Patienten (PTS). Ein verhaltenstherapeutisches Behandlungsprogramm zur Rezidivprophylaxe. DGVT, Tübingen

Knudsen P, Vilmar T (1984) Cannabis and neuroleptic agents in schizophrenia. Acta Psychiatr Scand 69:162–174

Kofoed L, Kania J, Walsh T, Atkinson RM (1986) Outpatient treatment of patients with substance abuse and coexisting psychiatric disorders. Am J Psychiatry 143:867–872

Kosten TA, Nestler EJ (1994) Clozapine attenuates cocaine conditioned place preference. Life Sci 55:L9–14

Kovasznay B, Bromet E, Schwartz JE, Ram R, Lavelle J, Brandon L (1993) Substance abuse and onset of psychotic illness. Hosp Community Psychiatry 44:567–571

Kovasznay B, Fleischer J, Tanenberg-Karant M, Jandorf L, Miller AD, Bromet E (1997) Substance use disorder and the early course of illness in schizophrenia and affective psychosis. Schizophr Bull 23:195–201

Kozaric-Kovacic D, Folnegovic-Smalc V, Folnegovic Z, Maruic A (1995) Influence of alcoholism on the prognosis of schizophrenic patients. J Stud Alcohol 56:622–627

Kranzler HR, Rounsaville BJ (1994) Dual diagnosis and treatment – substance abuse and comorbid medical and psychiatric disorders. Marcel Dekker, New York Basel Hong Kong

Krausz M, Müller-Thomsen T (1994) Komorbidität. Therapie von psychischen Störungen und Sucht – Konzepte für Diagnostik, Behandlung und Rehabilitation. Lambertus, Freiburg

Krausz M, Mass R, Haasen C, Gross J (1996) Psychopathology in patients with schizophrenia and substance abuse: a comparative clinical study. Psychopathology 29:95–103

Krystal JH, D'Souza DC, Madonick S, Petrakis IL (1999) Toward a rational pharmacotherapy of comorbid substance abuse in schizophrenic patients. Schizophr Res 35(suppl):S35–S49

Lambert M, Haasen C, Mass R, Krausz M (1997) Konsummuster und Konsummotivation des Suchtmittelgebrauchs bei schizophrenen Patienten. Psychiatr Prax 24:185–189

Lammertink M, Lohrer F, Kaiser R, Hambrecht M, Pukrop R (2001) Differences in substance abuse patterns: multiple drug abuse alone versus schizophrenia with multiple drug abuse. Acta Psychiatr Scand 104:361–366

Laudet AB, Magura S, Vogel HS, Knight E (2000) Recovery challenges among dually diagnosed individuals. J Subst Abuse Treat 18:321–329

LeDuc PA, Mittleman G (1993) Interactions between chronic haloperidol treatment and cocaine in rats: an animal model of intermittent cocaine use in neuroleptic treated populations. Psychopharmacology (Berl) 110:427–436

Lee MA, Meltzer HY (2001) Substance abuse in schizophrenia. Biological factors mediating comorbidity and the potential role of atypical antipsychotic drugs. In: Hubbard JR, Martin PR (eds) Substance abuse in the mentally and physically disabled. Marcel Dekker, New York, pp 77–101

Lee ML, Dickson RA, Campbell M, Oliphant J, Gretton H, Dalby JT (1998) Clozapine and substance abuse in patients with schizophrenia. Can J Psychiatry 43:855–856

Lehman AF, Herron JD, Schwartz RP, Myers CP (1993) Rehabilitation for adults with severe mental illness and substance use disorders. A clinical trial. J Nerv Ment Dis 181:86–90

Lehman AF, Myers CP, Dixon LB, Johnson JL (1994) Defining subgroups of dual diagnosis patients for service planning. Hosp Community Psychiatry 45:556–561

Levy M (1993) Psychotherapy with dual diagnosis patients: working with denial. J Subst Abuse Treat 10:499–504

Liberman RP, Wallace CJ, Blackwell G, Kopelowicz A, Vaccaro JV, Mintz J (1998) Skills training versus psychosocial occupational therapy for persons with persistent schizophrenia. Am J Psychiatry 155:1087–1091

Lieberman JA, Kane JM, Alvir J (1987) Provocative tests with psychostimulant drugs in schizophrenia. Psychopharmacology (Berl) 91:415–433

Lieberman JA, Kinon BJ, Loebel AD (1990) Dopaminergic mechanisms in idiopathic and drug-induced psychoses. Schizophr Bull 16:97–110

Linszen DH (2002) Cannabis abuse and the course of recent-onset schizophrenic disorders. Vortrag am XXIII. Congress of the Collegium Internationale Psychopharmakologium (CINP), Montreal, 23.–27.06. 2002. Intern J Neuropsychopharmacol 5:S1, S47

Linszen DH, Dingemans PM, Lenior ME (1994) Cannabis abuse and the course of recent-onset schizophrenic disorders. Arch Gen Psychiatry 51:273–279

Löhrer F, Tuchtenhagen FR, Kunert HJ, Hoff P (2002) Zur Rehabilitationsbehandlung von psychotischen Substanzgebrauchern – Epidemiologie, Klinik und Prognose. Praxis Klinische Verhaltensmedizin und Rehabilitation 57:71–78

Loneck B, Way B (1997) A conceptual model of a therapeutic process for clients with a dual diagnosis. Alcoholism Treatment Quarterly 15:33
Lopez W, Jeste DV (1997) Movement disorders and substance abuse. Psychiatr Serv 48:634–636
Magura S, Laudet AB, Mahmood D, Rosenblum A, Knight E (2002) Adherence to medication regimens and participation in dual-focus self-help groups. Psychiatr Serv 53:310–316
Mann K (1999) Alkohol. In: Gastpar M, Mann K, Rommelspacher H (Hrsg) Lehrbuch der Suchterkrankungen. Thieme, Stuttgart New York, S 183–201
Marcus P, Snyder R (1995) Reduction of comorbid substance abuse with clozapine. Am J Psychiatry 152:959
Marder SR, Wirshing WC, Mintz J, McKenzie J, Johnston K, Eckman TA, Lebell M, Zimmerman K, Liberman RP (1996) Two-year outcome of social skills training and group psychotherapy for outpatients with schizophrenia. Am J Psychiatry 153:1585–1592
Marlatt GA, Gordon JR (1985) Relapse prevention. Guilford Press, New York
Martino S, Carroll K, Kostas D, Perkins J, Rounsaville B (2002) Dual Diagnosis Motivational Interviewing. A modification of motivational interviewing for substance-abusing patients with psychotic disorders. J Subst Abuse Treat 23:297–308
Martino S, Carroll KM, O'Malley SS, Rounsaville BJ (2000) Motivational interviewing with psychiatrically ill substance abusing patients. Am J Addict 9:88–91
Maxwell S, Shinderman MS (2000) Use of naltrexone in the treatment of alcohol use disorders in patients with concomitant major mental illness. J Addict Dis 19:61–69
McEvoy J, Freudenreich O, McGee M, VanderZwaag C, Levin E, Rose J (1995) Clozapine decreases smoking in patients with chronic schizophrenia. Biol Psychiatry 37:550–552
McEvoy JP, Freudenreich O, Levin ED, Rose JE (1995) Haloperidol increases smoking in patients with schizophrenia. Psychopharmacology (Berl) 119:124–126
Meltzer HY, Okayli G (1995) Reduction of suicidality during clozapine treatment of neuroleptic-resistant schizophrenia: impact on risk-benefit assessment. Am J Psychiatry 152:183–190
Mercer-McFadden C, Drake RE, Brown NB, Fox RS (1997) The community support program demonstrations of services for young adults with severe mental illness and substance use disorders. Psychiatr Rehabil J 20:13–24
Miller WR, Rollnick S (1991) Motivational interviewing. Guilford Press, New York
Miller NS, Eriksen A, Owley T (1994) Psychosis and schizophrenia in alcohol and drug dependence. Psychiatric Annals 24:418–423
Miller WR, Zweben A, DiClemente CC, Rychtarikk RG (1992) Motivational enhancement therapy manual. US Dep. of Health and Human Services, Rockville, MD
Minkoff K (1989) An integrated treatment model for dual diagnosis of psychosis and addiction. Hosp Community Psychiatry 40:1031–1036
Minkhoff K (1994) Programmbestandteile eines integrierten Behandlungssystems für schwer psychisch erkrankte Patienten mit gleichzeitig bestehendem Suchtmittelmissbrauch. In: Krausz M, Müller-Thomsen T (Hrsg) Komorbidität: Therapie von psychischen Störungen und Sucht – Konzepte für Diagnostik, Behandlung und Rehabilitation. Lambertus, Freiburg, S 63–79

Misra L, Kofoed L (1997) Risperidone diminishes cue-elicited craving in withdrawn cocaine-dependent patients. Can J Psychiatry 42:884

Moggi F, Hirsbrunner HP, Brodbeck J, Bachmann KM (1999) One-year outcome of an integrative inpatient treatment for dual diagnosis patients. Addict Behav 24:589–592

Moggi F, Ouimette PC, Finney JW, Moos RH (1999) Effectiveness of treatment for substance abuse and dependence for dual diagnosis patients: a model of treatment factors associated with one-year outcomes. J Stud Alcohol 60:856–866

Monti P, Abrams D, Kadden R, Cooney N (1989) Treating alcohol dependence: a coping skills training guide. Guilford Press, New York

Mowbray CT, Solomon M, Ribisl KM, Ebejer MA, Deiz N, Brown W, Bandla H, Luke DA, Davidson WS, Herman S (1995) Treatment for mental illness and substance abuse in a public psychiatric hospital. Successful strategies and challenging problems. J Subst Abuse Treat 12:129–139

Mueser KT, Fox L (1998) Stepwise family treatment for dual disorders: Treatment manual. Dartmouth Psychiatric Research Center, New Hampshire

Mueser KT, Fox L (2002) A family intervention program for dual disorders. Community Ment Health J 38:253–270

Mueser KT, Drake RE, Ackerson TH, Alterman AI, Miles KM, Noordsy DL (1997) Antisocial personality disorder, conduct disorder, and substance abuse in schizophrenia. J Abnorm Psychol 106:473–477

Mueser KT, Drake RE, Wallach MA (1998) Dual diagnosis: a review of etiological theories. Addict Behav 23:717–734

Mueser KT, Rosenberg SD, Drake RE, Miles KM, Wolford G, Vidaver R, Carrieri K (1999) Conduct disorder, antisocial personality disorder and substance use disorders in schizophrenia and major affective disorders. J Stud Alcohol 60:278–284

Mueser KT, Yarnold PR, Bellack AS (1992) Diagnostic and demographic correlates of substance abuse in schizophrenia and major affective disorder. Acta Psychiatr Scand 85:48–55

Mueser KT, Yarnold PR, Levinson DF, Singh H, Bellack AS, Kee K, Morrison RL, Yadalam KG (1990) Prevalence of substance abuse in schizophrenia: demographic and clinical correlates. Schizophr Bull 16:31–56

Mueser KT, Yarnold PR, Rosenberg SD, Swett C, Jr., Miles KM, Hill D (2000) Substance use disorder in hospitalized severely mentally ill psychiatric patients: prevalence, correlates, and subgroups. Schizophr Bull 26:179–192

Müller-Thomsen T, Niedermeyer U, Haasen C, Krausz M (1994) Schizophrene Störungen und schädlicher Gebrauch psychotroper Substanzen. In: Krausz M, Müller-Thomsen T (Hrsg) Komorbidität – Therapie von psychischen Störungen und Sucht – Konzepte für Diagnostik, Behandlung und Rehabilitation. Lambertus, Freiburg, S 10–31

Nageotte, Amato (1997) Treatment of addictions in adolescent populations. In: Miller NS (ed) Addictions in psychiatry. Saunders, Philadelphia London Toronto, pp 268–278

Nigam R, Schottenfeld R, Kosten TR (1992) Treatment of dual diagnosis patients: a relapse prevention group approach. J Subst Abuse Treat 9:305–309

Noordsy DL, Schwab B, Fox L, Drake RE (1996) The role of self-help programs in the rehabilitation of persons with severe mental illness and substance use disorders. Community Ment Health J 32:71–81

O'Farrell TJ, Cowles C (1989) Marital and family therapy. In: Heszer R, Miller WR (eds) Handbook of alcoholism treatment approaches. Pergamon Press, New York, pp 183–205

Olbrich R, Mussgay L (1990) Reduction of schizophrenic deficits by cognitive training: an evaluative study. Eur Arch Psychiatry Neurol Sci 239:366–369

Olivera AA, Kiefer MW, Manley NK (1990) Tardive dyskinesia in psychiatric patients with substance use disorders. Am J Drug Alcohol Abuse 16:57–66

Osher FC (1996) A vision for the future: toward a service system responsive to those with co-occurring addictive and mental disorders. Am J Orthopsychiatry 66:71–76

Osher FC, Drake RE (1996) Reversing a history of unmet needs: approaches to care for persons with co-occurring addictive and mental disorders. Am J Orthopsychiatry 66:4–11

Osher FC, Drake RE, Noordsy DL, Teague GB, Hurlbut SC, Biesanz JC, Beaudett MS (1994) Correlates and outcomes of alcohol use disorder among rural outpatients with schizophrenia. J Clin Psychiatry 55:109–113

Owen RR, Fischer EP, Booth BM, Cuffel BJ (1996) Medication noncompliance and substance abuse among patients with schizophrenia. Psychiatr Serv 47:853–858

Penk WE, Flannery RB Jr, Irvin E, Geller J, Fisher W, Hanson MA (2000) Characteristics of substance-abusing persons with schizophrenia: the paradox of the dually diagnosed. J Addict Dis 19:23–30

Poole R, Brabbins C (1996) Drug induced psychosis. Br J Psychiatry 168:135–138

Prochaska JO, Di Clemente CC (1986) Toward a comprehensive model of change. In: Miller WR, Heather N (eds) Treating addictive behaviors: process of change. Plenum Press, New York, pp 3–27

Rahav M, Rivera JJ, Nuttbrock L, Ng-Mak D, Sturz EL, Link BG, Struening EL, Pepper B, Gross B (1995) Characteristics and treatment of homeless, mentally ill, chemical-abusing men. J Psychoactive Drugs 27:93–103

Rasanen P, Tiihonen J, Isohanni M, Rantakallio P, Lehtonen J, Moring J (1998) Schizophrenia, alcohol abuse, and violent behavior: a 26-year followup study of an unselected birth cohort. Schizophr Bull 24:437–441

Regier DA, Farmer ME, Rae DS, Locke BZ, Keith SJ, Judd LL, Goodwin FK (1990) Comorbidity of mental disorders with alcohol and other drug abuse. Results from the Epidemiologic Catchment Area (ECA) Study. JAMA 264:2511–2518

Ridgely MS, Jerrell JM (1996) Analysis of three interventions for substance abuse treatment of severely mentally ill people. Community Ment Health J 32:561–572

Ridgely MS, Goldman HH, Willenbring M (1990) Barriers to the care of persons with dual diagnoses: organizational and financing issues. Schizophr Bull 16:123–132

Ries RK, Ellingson T (1990) A pilot assessment at one month of 17 dual diagnosis patients. Hosp Community Psychiatry 41:1230–1233

Roberts LJ, Shaner A, Eckman T (1999) Overcoming addictions: Skills training for people with schizophrenia. Norton, New York

Roder V, Brenner HD, Kienzle N, Hodel B (1992) Integriertes psychologisches Therapieprogramm für schizophrene Patienten (IPT). Psychologie Verlags Union, Weinheim

Rosenthal RN (1995) A prospective study of integrated outpatient treatment for substance-abusing schizophrenic patients. The American Journal on Addictions 4:33–42

Satel SL, Edell WS (1991) Cocaine-induced paranoia and psychosis proneness. Am J Psychiatry 148:1708–1711

Schaub A, Brenner HD (1995) Aktuelle verhaltenstherapeutische Ansätze zur Behandlung schizophren erkrankter Menschen. In: Stark A (Hrsg) Verhaltenstherapeutische und psychoedukative Ansätze zur Behandlung schizophren erkrankter Menschen. DGVT, Tübingen, S 37–65

Schaub A, Andres K, Brenner HD, Donzel G (1997) Entwicklung einer bewältigungsorientierten Gruppentherapie für schizophrene Patienten. In: Brenner HD, Böker W (Hrsg) Integrative Therapie der Schizophrenie. Hogrefe, Göttingen, S 330–352

Scheller-Gilkey G, Lewine RR, Caudle J, Brown FW (1999) Schizophrenia, substance use, and brain morphology. Schizophr Res 35:113–120

Scherbaum N (1999) Grundprinzipien der Therapie. In: Gastpar M, Mann K, Rommelspacher H (eds) Lehrbuch der Suchterkrankungen. Thieme, Stuttgart New York, S 94–103

Schneier FR, Siris SG (1987) A review of psychoactive substance use and abuse in schizophrenia. Patterns of drug choice. J Nerv Ment Dis 175:641–652

Schwartz SR, Goldfinger SM (1981) The new chronic patient: clinical characteristics of an emerging subgroup. Hosp Community Psychiatry 32:470–474

Seibyl JP, Satel SL, Anthony D, Southwick SM, Krystal JH, Charney DS (1993) Effects of cocaine on hospital course in schizophrenia. J Nerv Ment Dis 181:31–37

Sernyak MJ, Glazer WM, Heninger GR, Charney DS, Woods SW, Petrakis IL, Krystal JH, Price LH (1998) Naltrexone augmentation of neuroleptics in schizophrenia. J Clin Psychopharmacol 18:248–251

Sevy S, Kay SR, Opler LA, van Praag HM (1990) Significance of cocaine history in schizophrenia. J Nerv Ment Dis 178:642–648

Sevy S, Robinson DG, Holloway S, Alvir JM, Woerner MG, Bilder R, Goldman R, Lieberman J, Kane J (2001) Correlates of substance misuse in patients with first-episode schizophrenia and schizoaffective disorder. Acta Psychiatr Scand 104:367–374

Shaner A, Eckman TA, Roberts LJ, Wilkins JN, Tucker DE, Tsuang JW, Mintz J (1995) Disability income, cocaine use, and repeated hospitalization among schizophrenic cocaine abusers – a government-sponsored revolving door? N Engl J Med 333:777–783

Siris SG, Bermanzohn PC, Mason SE, Shuwall MA (1991) Antidepressant for substance-abusing schizophrenic patients: a minireview. Prog Neuropsychopharmacol Biol Psychiatry 15:1–13

Siris SG, Kane JM, Frechen K, Sellew AP, Mandeli J, Fasano-Dube B (1988) Histories of substance abuse in patients with postpsychotic depressions. Compr Psychiatry 29:550–557

Smelson DA, Roy A, Roy M (1997) Risperidone and neuropsychological test performance in cocaine-withdrawn patients. Can J Psychiatry 42:431

Soni SD, Brownlee M (1991) Alcohol abuse in chronic schizophrenics: implications for management in the community. Acta Psychiatr Scand 84:272–276

Sowers W, Golden S (1999) Psychotropic medication management in persons with co-occurring psychiatric and substance use disorders. J Psychoactive Drugs 31:59–70

Soyka M (1994) Sucht und Schizophrenie. Nosologische, klinische und therapeutische Fragestellungen. 2. Drogenabhängigkeit und Schizophrenie. Fortschr Neurol Psychiatr 62:186–196

Soyka M (2000) Alcoholism and schizophrenia. Addiction 95:1613–1618

Soyka M (2000) Substance misuse, psychiatric disorder and violent and disturbed behaviour. Br J Psychiatry 176:345–350

Soyka M, Albus M, Immler B, Kathmann N, Hippius H (2001) Psychopathology in dual diagnosis and non-addicted schizophrenics – are there differences? Eur Arch Psychiatry Clin Neurosci 251:232–238

Soyka M, Albus M, Kathmann N, Finelli A, Hofstetter S, Holzbach R, Immler B, Sand P (1993) Prevalence of alcohol and drug abuse in schizophrenic inpatients. Eur Arch Psychiatry Clin Neurosci 242:362–372

Strakowski SM, Tohen M, Flaum M, Amador X (1994) Substance abuse in psychotic disorders: associations with affective syndromes. DSM-IV Field Trial Work Group. Schizophr Res 14:73–81

Süllwold L, Herrlich J (1990) Psychologische Behandlung schizophren Erkrankter. Kohlhammer, Stuttgart Berlin Köln

Swanson AJ, Pantalon MV, Cohen KR (1999) Motivational interviewing and treatment adherence among psychiatric and dually diagnosed patients. J Nerv Ment Dis 187:630–635

Swanson JW, Swartz MS, Essock SM, Osher FC, Wagner HR, Goodman LA, Rosenberg SD, Meador KG (2002) The social-environmental context of violent behavior in persons treated for severe mental illness. Am J Public Health 92:1523–1531

Swofford CD, Kasckow JW, Scheller-Gilkey G, Inderbitzin LB (1996) Substance use: a powerful predictor of relapse in schizophrenia. Schizophr Res 20:145–151

Swofford CD, Scheller-Gilkey G, Miller AH, Woolwine B, Mance R (2000) Double jeopardy: schizophrenia and substance use. Am J Drug Alcohol Abuse 26:343–353

Tsuang MT, Simpson JC, Kronfol Z (1982) Subtypes of drug abuse with psychosis. Demographic characteristics, clinical features, and family history. Arch Gen Psychiatry 39:141–147

Van Horn DH, Bux DA (2001) A pilot test of motivational interviewing groups for dually diagnosed inpatients. J Subst Abuse Treat 20:191–195

Vardy MM, Kay SR (1983) LSD psychosis or LSD-induced schizophrenia? A multimethod inquiry. Arch Gen Psychiatry 40:877–883

Westermeyer JJ, Schneekloth TD (1999) Course of substance abuse in patients with and without schizophrenia. Am J Addict 8:55–64

Wiedl KH (1994) Bewältigungsorientierte Therapie bei Schizophrenen. Z Klin Psychol Psychopathol Psychother 42:89–117

Wingerson D, Ries RK (1999) Assertive Community Treatment for patients with chronic and severe mental illness who abuse drugs. J Psychoactive Drugs 31:13–18

Wunderlich V, Wiedemann G, Buchkremer G (1996) Sind psychosoziale Interventionen bei schizophrenen Patienten wirksam? Eine Metaanalyse. Verhaltenstherapie 6:4–13

Yovell Y, Opler LA (1994) Clozapine reverses cocaine craving in a treatment-resistant mentally ill chemical abuser: a case report and a hypothesis. J Nerv Ment Dis 182:591–592

Zaretsky A, Rector NA, Seeman MV, Fornazzari X (1993) Current cannabis use and tardive dyskinesia. Schizophr Res 11:3–8

Ziedonis DM (1992) Comorbid psychopathology and cocaine addiction. In: Kosten TR, Kleber HD (eds) Clinician's guide to cocaine addiction: theory, research and treatment. Guilford Press, New York, pp 337–360

Ziedonis DM, D'Avanzo K (1998) Schizophrenia and substance abuse. In: Kranzler HR, Rounsaville BJ (eds) Dual diagnosis and treatment. Marcel Dekker, New York, pp 427–465

Ziedonis DM, Fisher W (1994) Assessment and treatment of comorbid substance abuse in individuals with Schizophrenia. Psychiatric Annals 24:477–483

Ziedonis DM, Fisher W (1996) Motivation-based assessment and treatment of substance abuse in patients with schizophrenia. Directions Psychiatry 16:1–8

Ziedonis DM, Trudeau K (1997) Motivation to quit using substances among individuals with schizophrenia: implications for a motivation-based treatment model. Schizophr Bull 23:229–238

Ziedonis D, Richardson T, Lee E, Petrakis I, Kosten T (1992) Adjunctive desipramine in the treatment of cocaine abusing schizophrenics. Psychopharmacol Bull 28:309–314

Zimmet SV, Strous RD, Burgess ES, Kohnstamm S, Green AI (2000) Effects of clozapine on substance use in patients with schizophrenia and schizoaffective disorder: a retrospective survey. J Clin Psychopharmacol 20:94–98

Zubin J, Spring B (1977) Vulnerability – a new view of schizophrenia. J Abnorm Psychol 86:103–126

Sachverzeichnis

A

Absichtsbildung, Motivationsstadium der 33
Absichtslosigkeit, Motivationsstadium der 33
Abstinenz 46
Abstinenzklima 51
Abstinenzmotivation 24, 25, 33
–, Steigerung durch Psychoedukation 39
abstinenzunterstützende Medikation 31
Abstinenzzuversicht 25
Acamprosat 32
affektive Störung 1
–, bipolare 2
Affektregulationsmodell 7
aggressives Verhalten 19
Akkommodationslähmung, durch atypische Halluzinogene 112
Aldehyddehydrogenase 32
Alkohol 64, 65, 67–74, 100, 109
Alkoholhalluzinose 70, 110
Amanita muscaria 99
amotivationales Syndrom 106
– durch Cannabis 75
Amphetamine 65, 77, 78, 81, 84, 85, 87, 98, 103
Amphetaminparanoia 103
angel dust 99
Angststörung 1
–, durch Ecstasy induzierte 107
Anonyme Alkoholiker (AAs) 44
Anonyme Drogenabhängige (Narcotics Anonymous, NAs) 44
Anpassung, soziale 47
Anpassungsniveau, prämorbides soziales 19

Anti-craving-Substanzen 31, 32
Antidepressiva 30, 31
– trizyklische 31
Antiepileptika 31
antisoziale Persönlichkeitsstörung 2, 14
Arrhythmie, durch Kokain/Crack 112
Ataxie, durch atypische Halluzinogene 112
Atemdepression, zentrale, durch atypische Halluzinogene 112
Atropa belladonna 99
Atrophie, kortikale, durch Alkohol 113
Atropin 99
Aufrechterhaltung, Motivationsstadium der 33, 34, 36
Aversionstherapie 32
Ayahuasca 98
Azetaldehyd 32

B

Badtrip 104
Behandlungsmodell, abstinenzforderndes 24
–, abstinenzorientiertes 24
–, eklektisches 27
–, integriertes 22
–, interdisziplinäres multiprofessionelles 25, 26
–, paralleles 22
–, sequenzielles 22
Behandlungsverträge 54
behavioral treatment of substance abuse in schizophrenia (BTSAS) 42
Benzodiazepine 32, 101, 111
– in der Behandlung von Komplikationen durch Alkohol 109

–, in der Behandlung von Komplikationen durch Amphetamin 103
–, in der Behandlung von Komplikationen durch Cannabis 106
–, in der Behandlung von Komplikationen durch Ecstasy 107
–, in der Behandlung von Komplikationen durch Halluzinogene 104, 105
–, in der Behandlung von Komplikationen durch Kokain/Crack 102
Bewusstseinserweiterung 64
Bildgebung 20
Bilsenkraut 99
Biperiden 99
Blütenpflanzen 65, 66
Blutung, gastrointestinale, durch Alkohol 113
–, zerebrale, durch Ecstasy 113
–, –, durch Kokain/Crack, Amphetamine 112
Butyrophenone, in der Behandlung von Komplikationen durch Alkohol 109

C

Cannabis 9, 10, 24, 65, 66, 73–81, 99, 106
Carbamazepin 31
– in der Behandlung von Komplikationen durch Benzodiazepine 111
2-CB 98
Chronifizierung 19
Clomethiazol, in der Behandlung von Komplikationen durch Alkohol 109
Clonidin, in der Behandlung von Komplikationen durch Alkohol 109, 110
Compliance 18
Coping 7
craving 12, 31
–, unter Clozapin 29
–, verhaltenstherapeutische Behandlung 41

D

Dämmerzustand 109
D-Amphetamin, Substitution mit 32
Deinstitutionalisierung 3, 4
Delinquenz 19
Delir, bei Alkohol- und Benzodiazepinmissbrauch 69
–, bei Alkoholabhängigkeit 109
–, bei Benzodiazepinabhängigkeit 111
Delta-THC 99
Demenz, durch Alkohol 113
Depotneuroleptika 30
depressive Störung, durch Ecstasy induzierte 107
Depressivität, Demaskierung in Abstinenz 31
Dimethyltryptamin (DMT) 98
Disinhibition 7
disseminierte intravasale Gerinnung (DIC), durch Ecstasy 113
–, durch Kokain/Crack, Amphetamine 112
Disulfiram 32
DOB 98
DOM 98
Dopamin (DA) 12
dopaminerges System, Dysfunktion 11
Doppeldiagnose (dual diagnosis) 16
Double-trouble-Gruppen (double trouble groups) 45, 57
Drogen, biogene 61
Drogenscreening 52, 55
Drop-out-Rate 23–25, 46
dual diagnosis relapse prevention therapy (DDRP) 41

E

ECA-Studie, s. epidemiologic catchment area study
Echopsychose 105
–, durch Ecstasy 108
Ecstasy 65, 67, 77, 81–87, 100, 107
Eifersuchtswahn 70, 110
Elektrokrampftherapie, in der Behandlung von Komplikationen durch Halluzinogen 104
Engelstrompete 66, 99
Entscheidungswaage (decisional balance) 34, 35, 37
Entwöhnung 24

Entzugssymptome, bei Alkohol- und Benzodiazepinmissbrauch 69
Entzugssyndrom, bei Alkoholabhängigkeit 109
–, bei Benzodiazepinabhängigkeit 111
epidemiologic catchment area study 1, 19
epileptischer Anfall, durch Ecstasy, Alkohol, Benzodiazepine 113
–, durch Kokain/Crack, atypische Halluzinogene 112
–, im Entzug 70
Erhaltungstherapie 31
Erstepisode, psychotische 2
Exazerbation, psychotische 47
extrapyramidalmotorische Nebenwirkungen 18, 28, 29

F

Familieninterventionen 42
Familiensitzung, psychoedukative 43
family intervention for dual disorders (FIDD) 43
Fettleber, durch Alkohol 113
Flash-back 83, 105
–, durch Ecstasy 108
Fliegenpilz 65, 66, 99

G

GABA$_A$-Rezeptor 100, 101
Gastritis, durch Alkohol 113
Gedächtnisstörungen, durch Ecstasy 113
gewalttätiges Verhalten 19
Glutamat-NMDA-Rezeptor 100

H

Halluzinogene 81–87, 104
–, atypische 61, 99
–, klassische 98
Haloperidol, in der Behandlung von Komplikationen durch Benzodiazepine 111
Handlung, Motivationsstadium der 33, 34, 36
harm reduction 25, 55, 56

Haschisch 99
Hausbesuche 26
Herzinfarkt, durch Kokain/Crack, Amphetamine 112
Herz-Kreislauf-Stillstand, durch atypische Halluzinogene 112
Hippocampus 13
Hirnmorphologie 20
Horrortrip 84, 104
Hospitalisierungsfrequenz 24
Hyoscyamin 99
Hyperpyrexie, durch Ecstasy 113
–, durch Kokain/Crack, Amphetamine 112

I

Ibotensäure 99
Impulsivität 6, 7
Institutsambulanz (IA) 27, 50, 55
Insuffizienz, kardiale, durch Kokain/Crack 112
Insult, zerebraler, durch Ecstasy 113
–, –, durch Kokain/Crack, Amphetamine 112
Intervention, motivationale 25
–, stadiengerechte 35
Intoxikation, akute, durch Amphetamin 103
–, –, durch Cannabis 106
–, –, durch Ecstasy 107
–, –, durch Halluzinogen 104
–, –, durch Kokain/Crack 102
Intoxikationsdelir, durch atypische Halluzinogene 112

K

Kammerflimmern, durch atypische Halluzinogene 112
Kardiomyopathie, durch Alkohol 113
–, durch Kokain/Crack 112
Ketamin 99
kindling 9
Kleinhirnatrophie, durch Alkohol 113
kognitive Defizite, unter Neuroleptika 29
Kokain (Koks, Crack) 65, 66, 77, 81, 83, 87, 97, 102

Koma, durch atypische Halluzinogene 112
Kommunikationstraining 43
Konsumreduktion 24, 46, 47
–, unter Neuroleptika 29
Kontinuitätsdelir, bei Alkoholabhängigkeit 109
Korsakow-Syndrom 70, 110
–, durch Alkohol 113
Krisenplan 54
Kurzintervention, motivationale 37

L

lapse 31
Lebensqualität 46
Leberversagen, akutes, durch Kokain/Crack, Amphetamine 112
Leistungsniveau, kognitives 20
Lifetimeprävalenz, für Missbrauch/Abhängigkeit 1–3
–, für Schizophrenie 1
Lithium 31
–, in der Behandlung von Komplikationen durch Halluzinogen 104
LSD s. Lysergsäurediethylamid
Lysergsäurediethylamid (LSD, LSD-25) 65, 66, 82–85, 87, 98
– als Psychosetrigger 10

M

Magenulkus, durch Alkohol 113
Major Depression 1
Malabsorption, durch Alkohol 113
Marihuana 99
MATCH-Projekt 36
MDMA s. Ecstasy
Meskalin 98
mesolimbisches dopaminerges Belohnungssystem s. reward system
Methadon 32
3,4-Methylenedioxyamphetamin (MDA) 100
3,4-Methylenedioxyethylamphetamin (MDE) 100
3,4-Methylenedioxymethylamphetamin (MDMA) 100
Methylendioxymethylamphetamin (MDMA) s. Ecstasy

Modell der Komorbidität, bidirektionales 8, 15
Mood stabilizers 31
motivation based dual diagnosis treatment (MBDDT) 37
motivation enhancement therapy (MET) 33
–, Durchführung bei DD-Patienten 37
motivational interviewing 34, 35
Motivationsarbeit 27
Motivationsbehandlung 33
Motivationsmodell, 5-stufiges 33
Motivationsstadium 27, 33
motivierende Gesprächsführung 34, 35
Multiorganversagen, durch Ecstasy 113
Muscimol 99
Myokarditis, durch Kokain/Crack 112

N

Nacheffekte durch Ecstasy 107
Nachhallzustand 105
Nachtschattengewächse 61, 99
Naloxon, in der Behandlung von Komplikationen durch Halluzinogene 105
Naltrexon 31, 32
Nasenseptumnekrose, durch Kokain/Crack 112
Neuroleptika (NL) 18, 28
–, atypische 28
–, –, Rezeptorprofil 29
–, in der Behandlung von Komplikationen durch Alkohol 109, 110
–, in der Behandlung von Komplikationen durch Amphetamin 103
–, in der Behandlung von Komplikationen durch Cannabis 106
–, in der Behandlung von Komplikationen durch Halluzinogene 104, 105
–, in der Behandlung von Komplikationen durch Kokain/Crack 102
–, klassische 28
–, Nonresponse 19
–, Response 28
Neurotizismus 7

Neurotoxizität, durch Amphetamine 112
–, durch Ecstasy 113
Nierenversagen, akutes, durch Kokain/Crack, Amphetamine 112
N-Methyl-1,1,3-Benzodioxol-5-yl-Butanamin (MBDB) 100
Nucelus accumbens (Ncl Acc) 12

O

Obdachlosigkeit 46
Opiate 60, 61, 65
µ-Opiatrezeptor-Antagonisten 31
Ösophagusvarizen 70
–, durch Alkohol 113

P

Panikzustand, durch Ecstasy 107
Parkinsonoid 6
Persönlichkeitsmerkmale, prämorbide 20
Pharmakotherapie 28
Phencyclidin (PCP) 99
Polyneuropathie 70
–, durch Alkohol 113
Prävalenz für aktuellen Missbrauch/Abhängigkeit, 2
Prävention 14
primary addiction hypothesis 11–14
Problemlösetraining 40
Prodromalsymptome 7
Psilocybin 98
Psilocybinpilze 65, 66, 83, 85, 87
psychedelic afterglow 104
Psychoedukation 27, 38, 39
–, Manuale 39
psychoedukatives Training für Patienten mit der Doppeldiagnose Psychose und Sucht (PTDD) 52, 59
Psychose, drogeninduzierte schizophreniforme 9
–, durch Amphetamin/Kokain/Ecstasy/Halluzinogen induzierte 83, 84
–, durch Amphetamin induzierte 103
–, durch Cannabis induzierte 9, 75, 76, 78, 106
–, durch Ecstasy induzierte 108

–, durch Halluzinogene induzierte 104
–, durch Kokain/Crack induzierte 102
–, toxische, durch Amphetamin 103
–, –, durch Cannabis 106
–, –, durch Ecstasy 107
–, –, durch Halluzinogene 104
–, –, durch Kokain/Crack 102
Psychoseinduktion 9
psychosexuelle Entwicklung, prämorbide 20
psychotische Erstepisode 2

R

Rausch, pathologischer 109
–, prolongierter psychotischer, durch Kokain/Crack 102
–, verlängerter, durch Halluzinogene 104
Rauschverlauf, atypischer, durch Ecstasy 107
–, psychotischer, durch Amphetamin/Kokain/Ecstasy/Halluzinogen 83, 84
–, psychotischer, durch Cannabis 75, 76
relapse 31
Remission 24
resistance skills Training 41
reward system 11–13
Rhabdomyolyse, durch Ecstasy 113
–, durch Kokain/Crack, Amphetamine 112
Rückfall 34
Rückfallfrequenz 19
Rückfallmanagement 36, 41
Rückfallprävention 36
Rückfallrate 23

S

Schlafmittel 64, 65, 67
Scopolamin 99
Sekundärprävention 27
Selbsthilfegruppen 44, 57
Selbstmedikationshypothese 5
Selbstmedikationsversuch 69, 75, 82
Selbstwirksamkeit 36

sensation seeking 6
Sensitisation, behaviorale 9
Serotoninwiederaufnahmehemmer (SSRIs) 31
–, in der Behandlung von Komplikationen durch Alkohol 110
–, in der Behandlung von Komplikationen durch Halluzinogene 105
Setting 23
Skillstraining 56, 57
social drift 8
soziale Kompetenz 40
–, Aufbau 36
Soziorehabilitation 18, 19
Soziotherapie 25, 26
Speed 65, 82–85, 87
Speedparanoia 84
SSRIs s. Serotoninwiederaufnahmehemmer
stationäre Behandlung, Dauer 46
Stechapfel 66
Stimulanzien 98
Störung, psychotische, durch Amphetamin 103
–, –, durch Cannabis 106
–, –, durch Halluzinogen 104
–, –, durch Kokain/Crack 102
–, –, durch Ecstasy 108
Stressintoleranz 7
Substitution 31, 32
Suchtentwicklung, sekundäre 5
Suizidalität 19
–, im Speed- und Kokainentzug 83
–, unter Neuroleptika 29
Supersensitivitätsmodell 8

T

Talking down 104, 106, 107
tardive Dyskinesie 18
Tetrahydrocannabinol 99
THC-Rezeptor 99
Therapievertrag 52
Trainingsprogramme, kognitive 40
–, für soziale Kompetenz 40
Trihexyphenidyl 99
Tripeldiagnose 14

V

Valproinsäure 31
Verfolgungswahn 103
Verhaltenstherapie (VT) 36, 40
Vitamin B, in der Behandlung von Komplikationen durch Alkohol 109, 110
Vorbereitung, Motivationsstadium der 33, 34
Vulnerabilität 76–78
Vulnerabilitätsmodell 10
Vulnerabilitäts-Stress-Modell 8

W

Wernicke-Enzephalopathie 70, 110
–, durch Alkohol 113
Wiedereingliederung, berufliche 46

Z

Zirrhose 70
–, durch Alkohol 113
Zweizügeltherapie 30